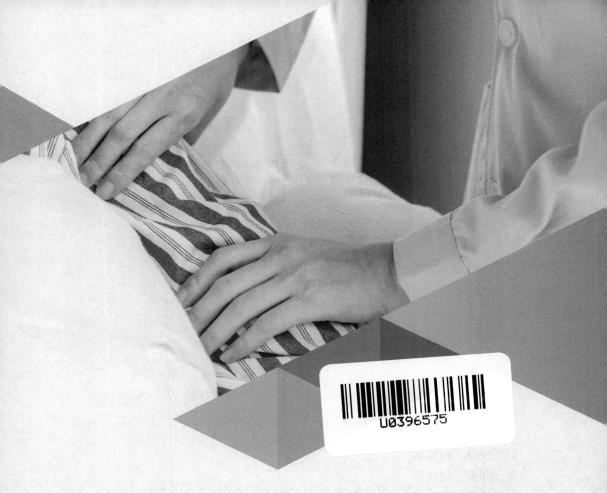

老年人身心照护
临床实践手册

汪丽琪　张　菊　刘炳炳 编著

浙江工商大学出版社 | 杭州
ZHEJIANG GONGSHANG UNIVERSITY PRESS

图书在版编目(CIP)数据

老年人身心照护临床实践手册 / 汪丽琪，张菊，刘炳炳编著. — 杭州：浙江工商大学出版社，2019.6
ISBN 978-7-5178-3314-7

Ⅰ．①老… Ⅱ．①汪… ②张… ③刘… Ⅲ．①老年人－护理－手册 Ⅳ．①R473-62

中国版本图书馆CIP数据核字(2019)第128998号

老年人身心照护临床实践手册
LAONIANREN SHENXIN ZHAOHU LINCHUANG SHIJIAN SHOUCE
汪丽琪　张　菊　刘炳炳 编著

责任编辑	张婷婷
封面设计	林朦朦
责任印制	包建辉
出版发行	浙江工商大学出版社
	（杭州市教工路198号　邮政编码310012）
	（E-mail：zjgsupress@163.com）
	（网址：http://www.zjgsupress.com）
	电话：0571-88904980，88831806（传真）
排　　版	杭州彩地电脑图文有限公司
印　　刷	杭州高腾印务有限公司
开　　本	710mm×1000mm　1/16
印　　张	12.75
字　　数	194千
版 印 次	2019年6月第1版　2019年6月第1次印刷
书　　号	ISBN 978-7-5178-3314-7
定　　价	36.00元

前　言

　　随着我国人口不断老龄化，老年人心理问题也日益受到关注，促进他们心理健康水平的提高一直是全社会的共同愿望。如何为老年人提供高质量的心理照护是所有从事老年服务工作的专业人员需要面临的课题。

　　然而目前老年服务工作从业人员不仅数量少，专业水平也参差不齐，心理照护能力更是薄弱。基于这样的现状，我们思考将一些心理照护方法以项目的形式进行设计，建立相应的实施方法和操作流程，编制成操作手册可能是一种较快、较大规模使老年人享受到相对专业的心理照护的方法。基于这样的考虑，我们以提高老年服务人员的心理服务实践能力为目标，以易理解和可操作为原则，强调简化理论、强化操作、细化注意事项，在查阅大量文献的基础上编写了本书。

　　本书主要将各种有助老年人身心健康的照护措施以操作项目的形式进行撰写，全部内容共包括 7 个章节。以能有效促进老年人心理健康的触摸、怀旧、音乐、阅读、运动、艺术、游戏七大疗法为理论基础，结合老年人身心特点和不同疗法特点，每章撰写 4—7 个适宜老年人的身心照护项目。每一项目包括项目作用、操作前准备、操作步骤及注意事项，并建立相应的操作流程及评分标准。

　　本书对老年人心理照护方法采用项目的形式呈现，是心理照护领域的一种新的尝试，由于作者的学识水平限制，本书在编写中可能存在一些不足，恳请各位同仁给予指正和赐教。

编著者

2019 年 5 月

致　谢

　　本书能够顺利出版，首先感谢陈雪萍教授在本书框架形成过程中给予的指导和帮助，感谢我的学生在文献检索、资料收集、插图拍摄中的辛勤付出。其次，感谢本书所引用的著作和论文的作者，他们的研究成果是本书完成的重要基础。同时，感谢杭州市市属高校产学对接优秀中青年教师进企服务工程、任蔚虹名师工作室、陈小英助研基金为项目研究和出版提供经费支持。最后，感谢学院分院领导、同事及家人对编写工作的支持！

《老年人身心照护临床实践手册》
编写人员

主要编著人员名单

汪丽琪（杭州师范大学钱江学院）

张　菊（杭州师范大学钱江学院）

刘炳炳（杭州师范大学钱江学院）

其他参编人员名单（按姓氏笔画排序）

陈　俞（杭州市第一人民医院）

陈思琪（台州市立医院）

陈凌萍（永康凌志康复医院）

陈婷婷（温州医科大学附属第二医院）

陈镘镘（宁波市第九医院）

钱琴美（邵逸夫医院）

插图拍摄人员名单（按姓氏笔画排序）

毛卓雅（杭州师范大学钱江学院）

乐宇超（杭州师范大学钱江学院）

沈宇娇（杭州师范大学钱江学院）

陈卢璐（杭州师范大学钱江学院）

管新苗（杭州师范大学钱江学院）

目 录

第一章　触摸疗法

第一节　概　述

一、概念

触摸疗法也叫治疗性触摸，是通过抚摸、按摩、穴位按压等手法，从生理、心理和精神等各个层面来影响机体健康水平的一种补充替代治疗。

二、作用机制

触摸疗法的作用机理相关理论主要包括人类统一整体科学理论和交互抑制理论。

人类统一整体科学理论认为人和环境是不可缩减、不可分割、全方位能量场，相互之间持续进行着能量和物质交换。当人处于不健康的状态时，能量形态变得不规则，患者具有恢复能量平衡的潜能，治疗者通过触摸传递环境和自身的有序能量给接受者，并注重患者主观感受，创造积极氛围，以此激发其自愈潜能，使其身心处于最佳状态。

交互抑制理论认为，人体下丘脑—垂体—肾上腺轴具有调节内啡肽、皮质醇等激素分泌水平的功能，这些激素能够调节交感神经与副交感神经的活动水平。皮肤是人体最大的触觉器官，是神经系统外在感受器，触摸疗法可通过刺激皮肤上的感受器，引发内在神经系统反应，增加大脑对脑啡肽和内啡肽等激素的分泌，通过抑制交感神经的兴奋性，增强副交感神经的兴奋性，从而降低因各种应激引起的心跳加快、血压升高等躯体症状与焦虑、抑郁等神经精神症状。内啡肽等激素也有助于促进放松、缓解疼痛、改善睡眠。

触摸也是一种社交模式，是肢体语言的交流，触摸也可增加实施者与患者的沟通，能够增加患者的社会互动，从而减少社会退缩行为。

三、触摸疗法的分类

触摸疗法主要包括常规性触摸和关爱性触摸。常规性触摸，是伴随着护理程序对患者进行的身体接触。关爱性触摸是指护理人员除程序规定以外的身体接触，如面部、头部、手部触摸等。

四、应用现状

触摸疗法在临床应用广泛，针对婴幼儿、成年人及老年人群均有相关的应用研究。

研究者在对婴幼儿进行抚触的过程中发现触摸有助于促进其安全感和依附感，促进神经系统、智能及体能的发育。触摸疗法还能辅助治疗疾病，如促进哮喘儿童增强肺功能、减低焦虑程度，促进糖尿病患儿对胰岛素和食物调节的顺应性等。

触摸疗法在应用于围手术期护理时发现，通过触摸能有效减轻患者术前术后的焦虑、疼痛，减轻心率、血压升高等生理应激反应，对术中意识清醒的患者进行触摸能缓解术中紧张、恐惧情绪，减少疼痛，减轻恶心、呕吐、腹痛等全身综合反应的发生。此外，触摸疗法也和音乐疗法、芳香疗法等其他非药物治疗手段相结合应用于临床，同样发现有助于患者焦虑、抑郁、恐惧等负性情绪的缓解，起到减轻围手术期应激反应，缓解疼痛等作用。

老年人群随着年龄的增加，生理功能逐渐减退，疾病增多，易被家庭或社会忽视，容易产生孤独、沮丧、焦虑、抑郁、烦躁等不良情绪，老年人更需要关爱式的触摸来达到特殊的治疗效果。在对老年痴呆患者的研究发现，触摸能延缓其认知功能减退的进程，提高日常行为能力，增加社会互动，减少社会退缩。激越行为是老年痴呆患者最常见、最具破坏性的行为之一，触摸能有效促进放松，减轻激越症状。此外，触摸能使意识障碍的患者对外界刺激变得敏感，长期的触摸治疗可提高患者的反应能力；对老年抑郁患者，触摸能减轻他们的抑郁症状；对临终患者，触摸能减轻其孤独感和恐惧感，使患者感到安详和温暖。

（汪丽琪）

第二节　基本知识

触摸疗法包括头面部、颈肩部、躯干和四肢的触摸，触摸疗法简单易学，经济有效，但仍需要规范实施以保证效果。因此，结合文献书籍及实践经验，本章根据触摸的部位不同，设计了头面部触摸、手部触摸、背部触摸和足部触摸四项操作。尽管触摸的部位不同，但在实施触摸疗法的过程中仍有一些共性的基本知识，本节将对这些共性的基本知识进行介绍。

一、环境要求

操作开始前拉上房间窗帘，调节灯光使光线柔和，应尽量营造一个安静、放松的氛围。按摩时被按摩者往往需要裸露局部皮肤，因此应将室温保持在被按摩者感到舒适的温度。

二、物品准备

1. 按摩床。按摩床高度适中，以按摩者站立，双手握拳自然置于身体两侧，拳部最低点为按摩床适宜高度。按摩床的床垫应稍硬，以能使被按摩者背部保持平直为宜，过软的床垫无法提供足够的支撑。

2. 按摩油。按摩油能减少手部与被按摩者皮肤的摩擦，使双手轻松地在被按摩者皮肤上滑动，可使用甜杏仁油、杏核油等按摩精油，也可使用植物油，如橄榄油。在没有按摩油的情况下可以用乳液来替代，但由于乳液润滑度不够，很可能出现使用过量的情况，因此，如果可能的话，还是尽量使用专门的按摩精油进行触摸治疗。

3. 按摩毯。在进行触摸时，我们有时还需为老人准备几条毛毯，可用于铺在按摩床上或盖在被按摩者身上，按摩毯以棉质为宜。按摩结束后应及时清洗毯子上的按摩油。

三、操作者准备

操作者衣服以短袖为宜，长袖衣服容易黏附按摩油且在操作过程中衣袖若触碰到被按摩者皮肤易使其感到发痒、不适。

四、操作要素

1. 操作前应告知被按摩者按摩过程中如有任何不适，应及时告知。按摩过程不会产生疼痛，若被按摩者感到疼痛，应立即停止按摩。

2. 按摩的过程在于触摸，因此在任何时候都应尽量保证至少一只手与被按摩者接触，尤其在身体不同部位进行转换的时候。

3. 在操作过程中若被按摩者感到痒，可以通过减慢速度和增加按摩力道来缓解。

4. 对健康状况不了解的老人应先向其医生进行咨询和确认后决定是否进行按摩。

5. 按摩时间及次数应根据每位老人的个人体质及健康状况而定，一般老年人每次按摩时间控制在 30 分钟以内，每周 1—2 次。

6. 按摩后由于血液循环加速，新陈代谢加快，有的老人可能会出现口干、睡眠增加、疲倦、局部疼痛、出汗或排尿增多等现象，应告知老人这些现象均为正常的反应，4—5 天内会消失，不必担心。

7. 饭后 1 小时内不宜进行按摩，按摩过程中，被按摩者可能会出现口渴，可在按摩前后或按摩过程中及时补充水分，温水为宜，避免冰水、茶水、饮料等。

8. 按摩后不宜马上开窗吹风、用冷水洗手洗脸，以免寒气滞留体内，影响气血运行。

9. 按摩时的语音、语调应该是舒缓的，避免语速过快。同时，按摩过程中可播放舒缓的音乐。

（汪丽琪）

第三节 头面部触摸疗法

一、项目作用

通过头面部触摸可改善老年人脑部的血液循环，提高大脑的摄氧量，有益于大脑皮质功能调节，积极预防脑部疾病，防止血管进一步硬化，也有利于增强记忆、缓解疲劳。此外，头面部触摸还对失眠、耳鸣、耳聋、目眩等有较好的辅助治疗作用。

二、操作前准备

1. 环境准备：为老人提供一个安静、整洁、舒适的环境，能让老人的心情保持愉悦、自在，可播放柔和的音乐做背景。

2. 用物准备：按摩油、毛毯、按摩床。

3. 参与者准备：老人自身无明显不适，能配合进行头面部触摸。老人对将要进行的操作已有初步了解，以更好地适应和配合操作者。

4. 自身准备：穿着短袖上衣或卷袖过肘，避免长袖接触参与者皮肤或粘到按摩油影响操作，在按摩之前用温水洗净双手，并准备好按摩用物。

三、操作步骤

1. 操作者向老人做自我介绍，说明此次来访的目的。

2. 了解老人接受头面部触摸疗法的意愿，并向老人介绍头面部触摸疗法的作用、操作流程及注意事项。评估老人的身心状况，包括头面部是否有受伤史或剧烈疼痛等。

3. 操作前，嘱愿意接受头面部触摸的老人饮适量温开水（约250mL）。

4. 协助老人取仰卧位，在其身上盖毛毯，操作者坐于床头。

5. 询问老人按摩时是否需要配合使用按摩油，需要时倒适量按摩油于掌心，双手掌心相对相互揉搓温暖双手。

6.头面部按摩方法：

（1）将双手拇指置于被按摩者前额中心，轻轻从前额向外推压至两侧太阳穴。太阳穴在耳廓前面，前额两侧，外眼角延长线的上方。按摩太阳穴可给大脑良性刺激，能够起到解除疲劳、振奋精神、止痛醒脑及集中注意力的作用。

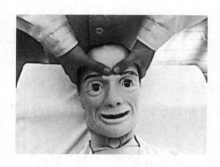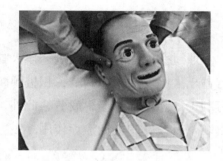

（2）再以相同动作从前额按摩至太阳穴再至耳前。

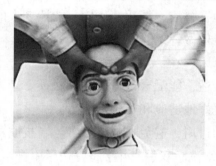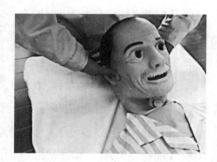

（3）轮刮眼眶：用双手拇指指腹从内眼角分别沿上、下眼眶向外眼角按摩，再从内眼角提拉至太阳穴，轻揉太阳穴。

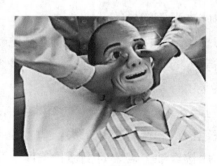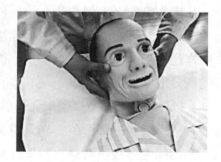

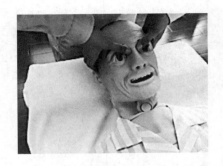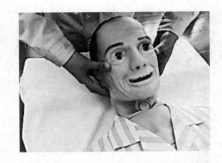

（4）将双手拇指指腹置于眉头，然后沿鼻梁处向下滑按至两侧鼻翼。

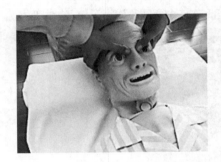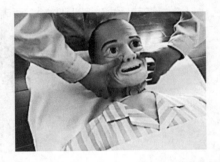

（5）将双手食指和中指置于两侧颊部，以画小圆的方式按摩该区域。

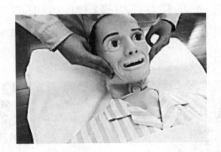

（6）拇指与食指相对，轻捏下巴，再从下巴中部开始沿着下巴边缘向两侧轻捏，直至耳前。

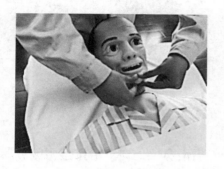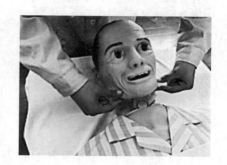

（7）将双手拇指置于被按摩者颊部，其余四指按摩下巴下方肌肉。

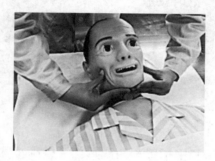

（8）捏揉耳垂：拇指和食指指腹相对，从耳尖按摩至耳垂，在耳垂处反复揉捏并同时向下牵拉，以带动整个耳廓向下延伸，但牵拉的力量又不使耳根及耳廓感到疼痛。

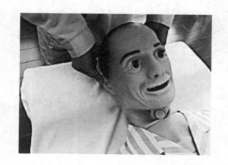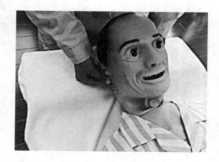

（9）抓拿头顶：将双手十指的指腹用一定力度抓拿头顶，由前向后缓慢移动并按摩。

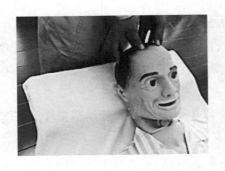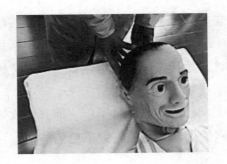

（10）挤按百会：百会穴是人体最高的一个穴位，是各经脉气汇集之处，具有醒脑开窍，安神定志，平肝熄火等作用，可用来治疗痴呆、中风、失语、癔症、头痛、眩晕、耳鸣、失眠、健忘等。百会穴位于头顶正中线与两耳尖连线的交叉处，用两手的拇指指腹部附着在头顶百会穴，然后用两指做对称、均匀的挤按，同时询问老人的感觉，待老人感觉酸胀为宜。

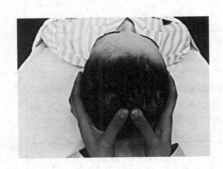

7. 按摩结束后，轻轻地告诉老人按摩已经结束，帮他倒一杯温开水，告诉他自己想坐起来的时候再起身，并提醒他刚站起身时可能会站不稳，起身时宜慢，必要时可协助起身。

8. 与老人告别，必要时约定下一次活动时间。

9. 对老人的反应进行评价，记录与老人交流的治疗收获，评价治疗效果，及时调整治疗方案。

四、操作注意事项

1. 按摩过程中应用平静、缓和的语言与老人交流。

2. 头面部按摩要求部位准确、力度适中，同时观察老人的情况，询问老人的感觉，根据情况及时调整按摩手法和次数。

3.按摩时，剪短指甲，用手指指腹按摩，以防划伤肌肤。在冬天按摩时，尤其应注意先搓热双手，避免冰凉的双手直接接触老人皮肤，影响按摩效果和老人情绪。

4.按摩结束后避免立即开窗吹风，以免受凉，按摩后尽量避免过于激烈的运动，使放松效果更为持久。

五、操作流程及评分标准

项目		内容	分值	评分要点	得分
操作前准备	自身准备	穿着短袖上衣或卷袖过肘，在按摩之前用温水洗净双手，并准备好按摩用物。	5	自身准备充分。	
	用物准备	按摩油、毛毯、按摩床。	5	用物齐全。	
	环境准备	安静、整洁、舒适的环境，可播放柔和的音乐做背景。	5	环境符合要求。	
	参与者准备	老人自身无明显不适，能配合进行头面部触摸。老人对将要进行的操作已有初步了解，以更好地适应和配合操作者。	5	参与者准备充分。	
操作过程		1.操作者向老人做自我介绍，说明此次来访的目的。	5	主动、热情，解释清晰。	
		2.了解老人接受头面部触摸疗法的意愿，并向老人介绍头部按摩疗法的作用、操作流程及注意事项。评估老人的身心状况，包括头面部是否有受伤史或剧烈疼痛等。	5	尊重老人意愿，解释详尽。	
		3.操作前，嘱愿意接受头面部触摸的老人饮适量温开水（约250mL）。	5	适时提醒老人。	
		4.协助老人取仰卧位，在其身上盖毛毯，操作者坐于床头。	5	体位选择恰当，与老人距离、位置合适。	

项目	内容	分值	评分要点	得分
操作过程	5. 询问老人按摩时是否需要配合使用按摩油，需要时倒适量按摩油于掌心，双手掌心相对相互揉搓温暖双手。	5	尊重老人意愿，充分揉搓温暖双手。	
	6. 头面部按摩方法： （1）将双手拇指置于被按摩者前额中心，轻轻从前额向外推压至两侧太阳穴。 （2）再以相同动作从前额按摩至太阳穴再至耳前。 （3）轮刮眼眶：用双手拇指指腹从内眼角分别沿上、下眼眶向外眼角按摩，再从内眼角提拉至太阳穴，轻揉太阳穴。 （4）将双手拇指指腹置于眉头，然后沿鼻梁处向下滑按至两侧鼻翼。 （5）将双手食指和中指置于两侧颊部，以画小圆的方式按摩该区域。 （6）拇指与食指相对，轻捏下巴，再从下巴中部开始沿着下巴边缘向两侧轻捏，直至耳前。 （7）将双手拇指置于被按摩者颊部，其余四指按摩下巴下方肌肉。 （8）捏揉耳垂：拇指和食指指腹相对，从耳尖按摩至耳垂，在耳垂处反复揉捏并同时向下牵拉，以带动整个耳廓向下延伸，但牵拉的力量又不使耳根及耳廓感到疼痛。 （9）抓拿头顶：将双手十指的指端用一定力度抓拿头顶，由前向后缓慢移动并按摩。 （10）挤按百会：用两手的拇指指腹部附着在头顶百会穴，然后用两指做对称、均匀的挤按，同时询问老人的感觉，待老人感觉酸胀为宜。	35	按摩部位准确、动作灵活有节奏感且轻盈、刚劲、柔和力度适中，同时观察老人的情况，询问老人的感觉，根据情况及时调整按摩手法和次数。	
	7. 按摩结束后，轻轻地告诉老人按摩已经结束，帮他倒一杯温开水，告诉他自己想坐起来的时候再起身，并提醒他刚站起来时可能会站不稳，起身时宜慢，必要时可协助起身。	5	操作符合要求，用平静缓和的语言与老人交流，提醒老人安全。	

项目		内容	分值	评分要点	得分
操作过程		8.与老人告别，必要时约定下一次活动时间。	5	挥手微笑告别。	
		9.评价并记录治疗效果，及时调整治疗方案。	5	记录及时、准确，评价客观。	
综合评价		言行举止礼貌规范、应变能力强，关心老人，注意安全。	5		
总分					

（陈 俞）

第四节 手部触摸疗法

一、项目作用

手部触摸并结合特定穴位按摩能使老人放松，减轻老人的孤独和恐惧，稳定情绪，缓解心理压力，使老人感到安详和温暖，改善睡眠，促进生活质量的提高。通过手部触摸还能改善老人手部灵活性，更加轻松地使用工具和物品。

二、操作前准备

1. 环境准备：为老人提供一个安静、整洁、轻松、舒适的环境，必要时可以播放舒缓的音乐放松情绪。

2. 用物准备：按摩油、毛毯、躺椅或按摩床。

3. 参与者准备：老人自身无明显不适，能配合进行手部触摸。老人对将要进行的操作已有初步了解，以更好地适应和配合操作者。

4. 自身准备：穿着短袖上衣或卷袖过肘，在按摩之前用温水洗净双手，并准备好按摩用物。

三、操作步骤

1. 操作者向老人做自我介绍，说明此次来访的目的。

2. 了解老人接受手部触摸疗法的意愿，并向老人介绍手部触摸疗法的作用、操作流程及注意事项。评估老人的身心状况，包括手部是否有受伤史或剧烈疼痛，双手皮肤完整性、色泽情况等。

3. 操作前，嘱愿意接受手部触摸的老人饮适量温开水（约 250mL），并用温水洗净双手及前臂，必要时为老人提供帮助。

4. 协助老人选择合适的体位，手部触摸可根据老人的喜好选择坐位或卧位。操作者坐于老人对面，面向老人。根据需要在老人身上盖毛毯。

5.询问老人按摩时是否需要配合使用按摩油，需要时倒适量按摩油于掌心，双手掌心相对相互揉搓温暖双手。

6.手部触摸方法：

（1）手部放松。以向心性方向对老人的手及手臂的所有部位抚摸3遍。从背面开始，依次为手指、手背、手腕部、前臂背面、前臂掌面，再回到手腕、手掌、手指。目的是帮助老人进一步放松身心，更好地进入按摩状态。

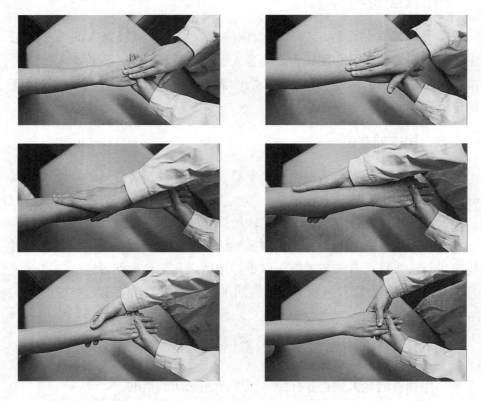

（2）按摩前臂。用双手大拇指交替在前臂背面和掌面进行向心方向的按揉。

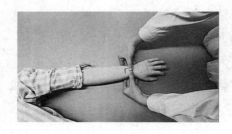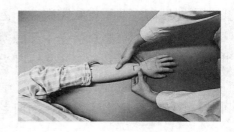

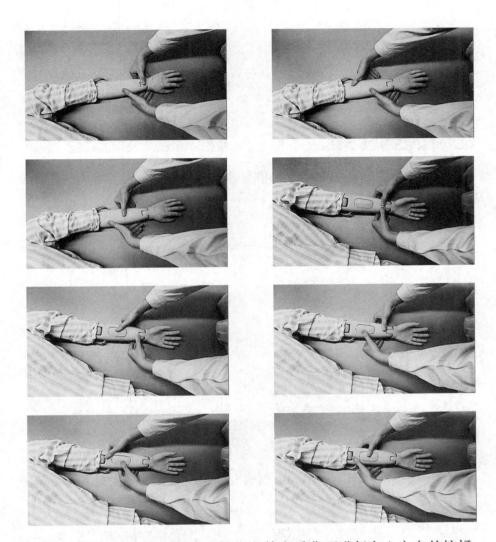

（3）按摩手背。用双手大拇指交替在手背面进行向心方向的按揉，从掌指关节开始到手腕结束。

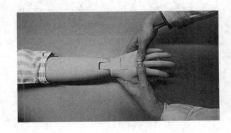 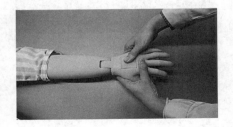

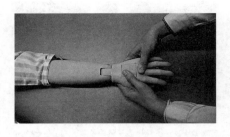
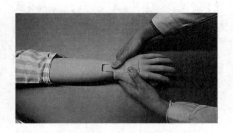

（4）按摩手掌。用双手大拇指交替在手掌面进行向心方向的按揉，从掌指关节开始到手腕结束。

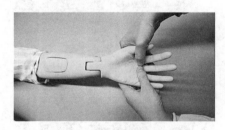
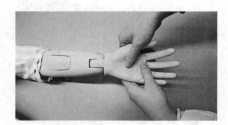

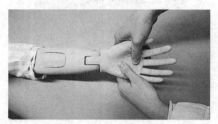
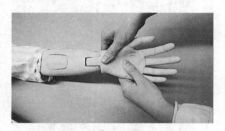

（5）按揉掌指间隙。用大拇指顺着手腕向指根的方向对各掌指间隙进行按揉。

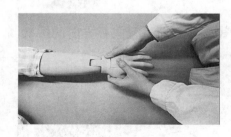
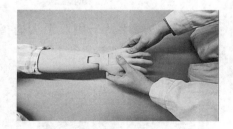

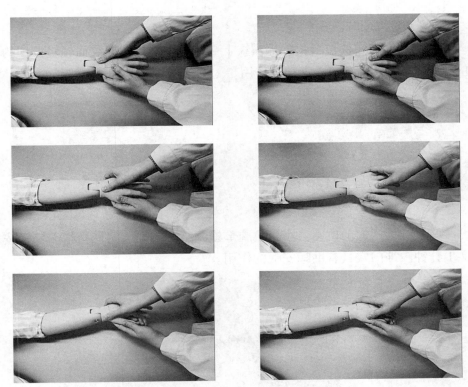

（6）按摩手指。以转圈的方式，从指根开始轻揉按压手指的指节，到达指尖部位时，握住手指轻轻提拉，之后再松开。然后用同样的方法按摩其他手指。

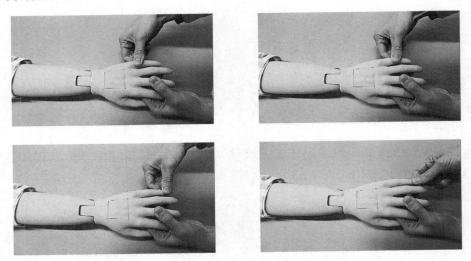

（7）穴位按摩。

①找到内关穴的位置：腕部横纹上2寸。用拇指端螺纹面轻轻按揉约1分钟。内关穴具有宁心安神的作用。

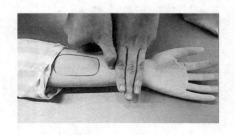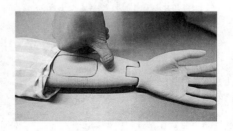

②找到神门穴的位置：小指侧腕部横纹头凹陷处。用拇指指端轻轻按揉1分钟。神门穴具有助睡安眠的作用。

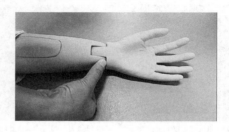

（8）转腕：一只手握住老人前臂，另一手握住老人的手指，转动老人双手手腕关节3遍。

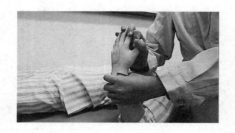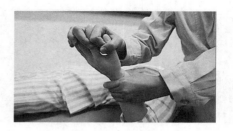

（9）拔指：一只手握住老人腕部，另一只手食指和中指依次拔伸老人各手指3遍。

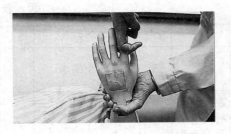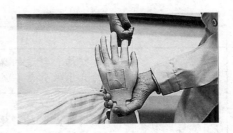

（10）最后，与开始时的方法一样，以向心性方向对老人的手及手臂的所有部位抚摸 3 遍，结束手部按摩。

7. 按摩结束后，轻轻地告诉老人按摩已经结束，帮他倒一杯温开水，告诉他自己想坐起来的时候再起身，并提醒他刚站起身时可能会站不稳，起身时宜慢，必要时可协助起身。

8. 与老人告别，必要时约定下一次活动时间。

9. 对老人的反应进行评价，记录与老人交流的治疗收获，评价治疗效果，及时调整治疗方案。

四、操作注意事项

1. 按摩时可按照先左手再右手的顺序。

2. 操作过程中要注意，点压、按揉的力度由轻逐渐增大至老人能忍受的程度为限，同时观察老人的情况，询问老人的感受，以此对按摩手法和力度做出适当调整。

3. 操作结束后避免立即用冷水冲洗双手及开窗吹风，以免受凉。

4. 若被按摩者手部有关节炎等问题，按摩时应加倍小心，注意随时询问被按摩者的感受，调整按摩力度。

五、操作流程及评分标准

	项目	内容	分值	评分要点	得分
操作前准备	自身准备	穿着短袖上衣或卷袖过肘，用温水洗净双手，准备好按摩用物。	5	自身准备充分。	
	用物准备	按摩油、毛毯、按摩床。	5	用物齐全。	

	项目	内容	分值	评分要点	得分
操作前准备	环境准备	安静、整洁、舒适的环境，可播放柔和的音乐做背景。	5	环境符合要求。	
	参与者准备	老人自身无明显不适，能配合进行手部触摸。老人对将要进行的操作已有初步了解，以更好地适应和配合操作者。	5	参与者准备充分。	
操作过程		1. 操作者向老人做自我介绍，说明此次来访的目的。	5	主动、热情，解释清晰。	
		2. 了解老人的意愿，并向老人介绍手部触摸疗法的作用、操作流程及注意事项。评估老人的身心状况，包括手部是否有受伤史或剧烈疼痛，双手皮肤完整性、色泽情况等。	5	尊重老人意愿，解释详尽。评估到位。	
		3. 操作前，嘱愿意接受手部触摸的老人饮适量温开水（约 250mL），并用温水洗净手及前臂。	5	适时提醒老人，必要时提供协助。	
		4. 协助老人选择合适的体位，手部触摸可根据老人的喜好选择坐位或卧位。操作者坐于老人手旁，面向老人。必要时加盖毛毯。	5	体位选择恰当，与老人距离、位置合适。	
		5. 询问老人按摩时是否需要配合使用按摩油，需要时倒适量按摩油于掌心，双手掌心相对相互揉搓温暖双手。	5	尊重老人意愿，充分揉搓温暖双手。	
		6. 手部触摸方法： （1）手部放松。以向心性方向对老人的手及手臂的所有部位抚摸 3 遍。从背面开始，依次为手指、手背、手腕部、前臂背面、前臂掌面，再回到手掌、手指。 （2）按摩前臂。用双手大拇指交替在前臂背面和掌面进行向心方向的按揉。 （3）按摩手背。用双手大拇指交替在手背面进行向心方向的按揉。 （4）按摩手掌。用双手大拇指交替在手掌面进行向心方向的按揉，从掌指关节开始到手腕结束。 （5）按揉掌指间隙。用大拇指顺着手腕向指根的方向对各掌指间隙进行按揉。	35	按摩部位准确、动作灵活有节奏感且轻盈、刚劲柔和力度适中，同时观察老人的情况，询问老人的感觉，根据情况及时调整按摩手法。	

续 表

项目	内容	分值	评分要点	得分
操作过程	（6）按摩手指。以转圈的方式，从指根开始轻揉按压手指的指节，到达指尖部位时，握住手指轻轻提拉，之后再松开。然后接着用同样的方法按摩其他手指。 （7）穴位按摩。 ①用拇指端螺纹面轻轻按揉内关穴约1分钟。 ②用拇指指端轻轻按揉神门穴约1分钟。 （8）转腕：转动参与者双手手腕关节3遍。 （9）拔指：拔伸手指3遍。 （10）最后，与开始时的方法一样，以向心性方向对老人的手及手臂的所有部位抚摸3遍，结束手部按摩。			
	7.按摩结束后，轻轻地告诉老人按摩已经结束，帮他倒一杯温开水，告诉他自己想坐起来的时候再起身，并提醒他刚站起身时可能会站不稳，起身时宜慢，必要时可协助起身。	5	操作符合要求，用平静缓和的语言与老人交流，提醒老人安全。	
	8.与老人告别，必要时约定下一次活动时间。	5	挥手微笑告别。	
	9.评价并记录治疗效果，及时调整治疗方案。	5	记录及时、准确，评价客观。	
综合评价	言行举止礼貌规范、应变能力强，关心老人，注意安全。	5		
总分				

（钱琴美）

第五节　背部触摸疗法

一、项目作用

背部脊柱是脑、脊髓通向各脏器、组织发出神经根的通道，背部脊柱两旁分布着一些调节内脏的自主神经节，背部按摩可刺激这些经络和穴位，增强内脏功能，有一定的治疗和保健作用，保持老年人身体健康。此外，背部触摸可舒缓后背肌肉，改善背部酸痛，促进全身血液循环，减轻疲劳，使被按摩者放松身体和心情。

二、操作前准备

1. 环境准备：为老人提供一个安静、整洁、轻松、舒适的环境，必要时可以播放舒缓的音乐放松情绪。

2. 用物准备：按摩油、毛毯、按摩床、枕头。

3. 参与者准备：老人自身无明显不适，能配合进行背部触摸。老人对将要进行的操作已有初步了解，以更好地适应和配合操作者。

4. 自身准备：穿着短袖上衣或卷袖过肘，在按摩之前用温水洗净双手，并准备好按摩用物。

三、操作步骤

1. 操作者向老人做自我介绍，说明此次来访的目的。

2. 了解老人接受背部触摸疗法的意愿，并向老人介绍背部触摸疗法的作用、操作流程及注意事项。评估老人的身心状况，包括背部是否有受伤史或剧烈疼痛，背部皮肤是否完整、色泽情况等。

3. 操作前，嘱愿意接受背部触摸的老人饮适量温开水（约250mL）。

4. 协助老人俯卧于按摩床上，可在其头面部下方置一软枕，头偏向一侧，双手置于头部或身体两侧，以舒适为宜。充分暴露背部皮肤，其他部位盖毛毯注意保暖。

5. 操作者站在被按摩者身体一侧，询问老人按摩时是否需要配合使用按摩油，需要时在掌心倒适量按摩油，摩擦双手使按摩油温热，并在此过程中用平静、缓和的语言和老人聊天来诱导其放松。

　　6.背部按摩方法：

　　（1）拿揉项部：一手托住被按摩者前额，另一手拇指指腹和其余四指相对，同时用力，自上而下拿揉项部肌肉。

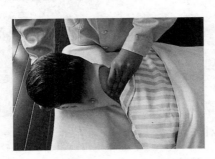

　　（2）拿揉肩部：双手拇指分别置于两侧肩胛冈上窝处，其余四指置于肩前部，拇指与四指同时有节奏地相对用力，拿揉肩肌，以有舒适酸胀感为度。

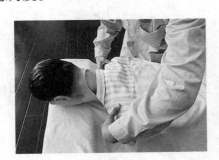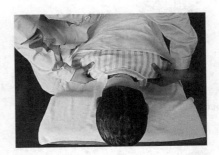

　　（3）直推背腰部：按摩者用手掌掌心及大小鱼际沿脊柱两侧从肩颈部下推至尾骶部。

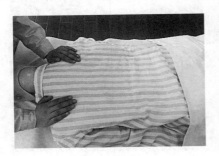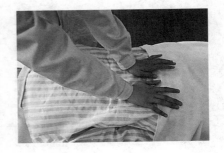

（4）分推背部：按摩者用双手全掌沿脊柱两侧自上而下，由内向外分推至两侧腋中线，下至尾骶部。

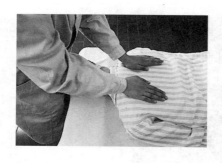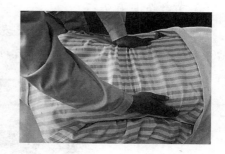

（5）指压脊柱两侧：按摩者用双手拇指指腹自上而下按压脊柱两侧肌肉，可边按边揉或按揉交替。

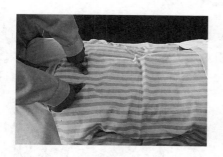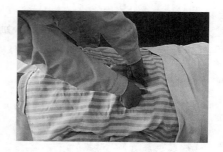

（6）掌揉背腰部：按摩者双手重叠，用手掌自上而下按揉脊柱两侧肌肉。

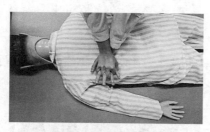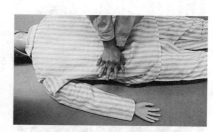
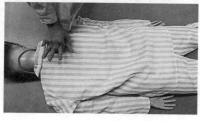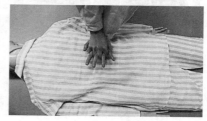

（7）舒缓全背：将双手手掌同时沿脊柱从肩膀推滑至尾骶部，再从尾骶部推回肩膀，反复数次，舒缓背部肌肉。

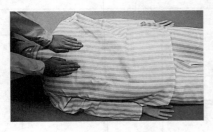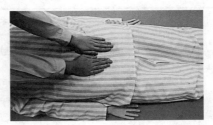
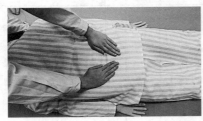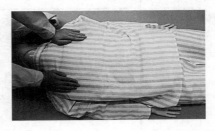

7. 按摩结束后，轻轻地告诉老人按摩已经结束，帮他倒一杯温开水，告诉他自己想坐起来的时候再起身，并提醒他刚起身时可能会站不稳，起身时宜慢，必要时可协助起身。

8. 与老人告别，必要时约定下一次活动时间。

9. 对老人的反应进行评价，记录与老人交流的治疗收获，评价治疗效果，及时调整治疗方案。

四、操作注意事项

1. 按摩时动作应尽量连贯连续，力量适中，按揉的力度由轻逐渐增大至老人能忍受的程度为限，同时观察老人的情况，询问老人的感觉，以此对按摩手法做出适当调整。

2. 操作结束后避免立即起身及开窗吹风，以免受凉。

3. 若被按摩者背部有疼痛等问题，按摩时应加倍小心，注意随时询问被按摩者的感受以调整按摩力度。若背部有剧烈疼痛或疾病应避免背部按摩。

4. 脊椎是易受伤部位，不要直接在上面按压。

5. 有的老人不能接受暴露背部皮肤或使用按摩油进行按摩也可在背部加盖毛巾进行按摩。

五、操作流程及评分标准

项目		内容	分值	评分要点	得分
操作前准备	自身准备	穿着短袖上衣或卷袖过肘，在按摩之前用温水洗净双手，并准备好按摩用物。	5	自身准备充分。	
	用物准备	按摩油、毛毯、按摩床、枕头。	5	用物齐全。	
	环境准备	安静、整洁、轻松、舒适的环境，可播放柔和的音乐做背景。	5	环境符合要求。	
	参与者准备	老人自身无明显不适，能配合进行背部触摸。老人对将要进行的操作已有初步了解，以更好地适应和配合操作者。	5	参与者准备充分。	
操作过程		1. 操作者向老人做自我介绍，说明此次来访的目的。	5	主动、热情，解释清晰。	
		2. 了解老人接受背部触摸疗法的意愿，并向老人介绍背部触摸疗法的作用、操作流程及注意事项。评估老人的身心状况，包括背部是否有受伤史或剧烈疼痛，背部皮肤是否完整、色泽情况等。	5	尊重老人意愿，解释详尽，评估全面到位。	
		3. 操作前，嘱愿意接受背部触摸的老人饮适量温开水（约 250mL）。	5	适时提醒老人，必要时提供协助。	
		4. 协助老人俯卧于按摩床上，可在其头面部下方置一软枕，头偏向一侧，双手置于头部或身体两侧，以舒适为宜。充分暴露背部皮肤，其他部位盖毛毯注意保暖。	5	体位选择恰当，注意保暖。	
		5. 操作者站在被按摩者身体一侧，询问老人按摩时是否需要配合使用按摩油，需要时在掌心倒适量按摩油，摩擦双手使按摩油温热，并在此过程中用平静、缓和的语言和老人聊天来诱导其放松。	5	位置恰当，尊重老人意愿，充分温暖双手，营造轻松氛围。	

续　表

项目	内容	分值	评分要点	得分
操作过程	6. 背部按摩方法： （1）拿揉项部：一手托住被按摩者前额，另一手拇指指腹和其余四指相对，同时用力，自上而下拿揉项部肌肉。 （2）拿揉肩部：按摩者站在被按摩者身体一侧，双手拇指分别置于两侧肩胛冈上窝处，其余四指置于肩前部，拇指与四指同时有节奏地相对用力，拿揉肩肌，以有舒适酸胀感为度。 （3）直推背腰部：按摩者用手掌掌心及大小鱼际沿脊柱两侧从肩颈部下推至尾骶部。 （4）分推背部：按摩者用双手全掌沿脊柱两侧自上而下，由内向外分推至两侧腋中线，下至尾骶部。 （5）指压脊柱两侧：按摩者用双手拇指指腹自上而下按压脊柱两侧肌肉，可边按边揉或按揉交替。 （6）掌揉背腰部：按摩者双手重叠，用手掌自上而下按揉脊柱两侧肌肉。 （7）舒缓全背：将双手手掌同时沿脊柱从肩膀推滑至尾骶部，再从尾骶部推回肩膀，反复数次，舒缓背部肌肉。	35	按摩部位准确、动作灵活有节奏感且轻盈、刚劲、柔和力度适中，同时观察老人的情况，询问老人的感觉，根据情况及时调整按摩手法。	
	7. 按摩结束后，轻轻地告诉老人按摩已经结束，帮他倒一杯温开水，告诉他自己想坐起来的时候再起身，并提醒他刚站起身时可能会站不稳，起身时宜慢，必要时可协助起身。	5	操作符合要求，用平静缓和的语言与老人交流，提醒老人安全。	
	8. 与老人告别，必要时约定下一次活动时间。	5	挥手微笑告别。	
	9. 评价并记录治疗效果，及时调整治疗方案。	5	记录及时、准确，评价客观。	
综合评价	言行举止礼貌规范、应变能力强，关心老人，注意安全。	5		
总分				

（汪丽琪）

第六节 足部触摸疗法

一、项目作用

足被誉为人体"第二心脏"，足底有很多内脏器官的反射区和丰富的毛细血管，足部按摩可促进足部及全身血液循环，促进新陈代谢，提高机体抗病能力，放松身体，改善疲劳。按摩对足部的温热刺激可反射到大脑皮层，兴奋副交感神经，有助于改善睡眠。

二、操作前准备

1. 环境准备：为老人提供一个安静、整洁、轻松、舒适的环境，必要时可以播放舒缓的音乐放松情绪。

2. 用物准备：按摩油、毛毯、毛巾、按摩床、枕头。

3. 参与者准备：老人自身无明显不适，能配合进行足部触摸。老人对将要进行的操作已有初步了解，以更好地适应和配合操作者。

4. 自身准备：穿着短袖上衣或卷袖过肘，在按摩之前用温水洗净双手，并准备好按摩用物。

三、操作步骤

1. 操作者向老人做自我介绍，说明此次来访的目的。

2. 了解老人接受足部触摸疗法的意愿，并向老人介绍足部触摸疗法的作用、操作流程及注意事项。评估老人的身心状况，包括足部是否有受伤史或剧烈疼痛，足部皮肤是否完整、色泽情况等。

3. 操作前，嘱愿意接受足部触摸的老人饮适量温开水（约 250mL），清洗双足，必要时提供帮助。

4. 协助老人仰卧于按摩床上，双手置于身体两侧，以舒适为宜。用毛巾包裹双足，其他部位盖毛毯，注意保暖。

5. 操作者站在被按摩者足部，面朝老人。询问老人按摩时是否需要配合使用按摩油，需要时在掌心倒适量按摩油，摩擦双手使按摩油温热，并在此过程中用平静、缓和的语言和老人聊天来诱导其放松。

6. 足部按摩方法：

（1）足背触摸：双手大鱼际置于老人足背部向左、右两侧推按，并从足跟向足趾方向逐渐移动，触摸整个足背部，反复3—5次。

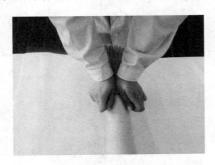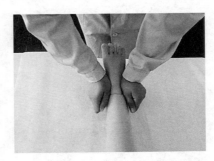

（2）按摩脚踝：用双手食指、中指及无名指置于两侧脚踝画圈按摩，反复3—5次。一手握住脚踝上方抬起足部，另一手握住足部转动脚踝，顺时针、逆时针各转动5—10次。

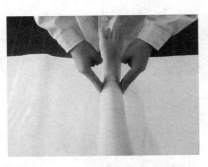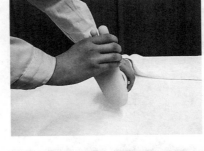

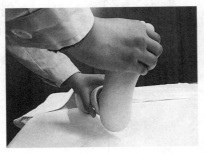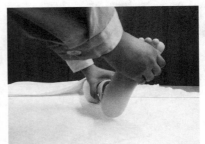

（3）足底触摸：用双手大拇指从足跟至足趾方向交替按摩足底，反复3—5次。一手托住老人足跟部，另一手握拳，用拳头在足弓部来回滚动按摩足底。

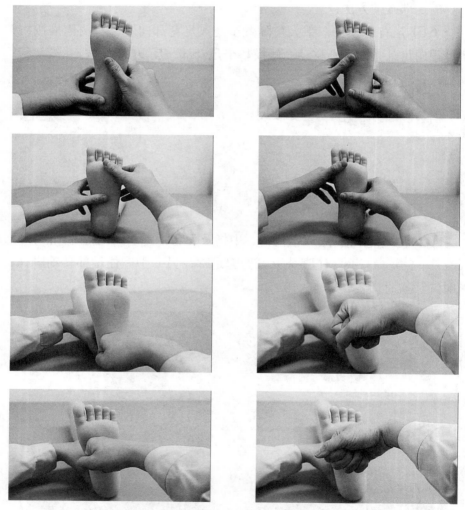

（4）跟腱触摸：用一手固定足部，另一手轻轻揉捏跟腱，反复3—5次。

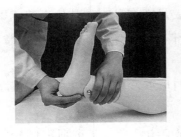
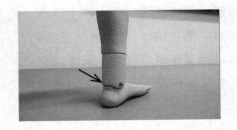

（5）足趾按摩：一手托住老人足跟部，另一手拇指和食指轻轻来回按摩和提拉每个足趾。

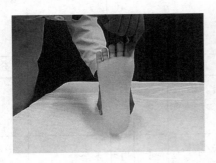
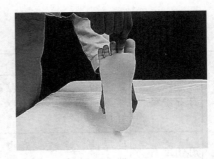

（6）舒缓足部：最后再轻轻地抚摸老人的足部，转动其足关节3遍，拔伸足趾3遍，进行完以上操作后，结束足部按摩。

7. 按摩结束后，轻轻地告诉老人按摩已经结束，帮他倒一杯温开水，告诉他自己想坐起来的时候再起身，并提醒他刚起身时可能会站不稳，起身时宜慢，必要时可协助起身。

8. 与老人告别，必要时约定下一次活动时间。

9. 对老人的反应进行评价，记录与老人交流的治疗收获，评价治疗效果，及时调整治疗方案。

四、操作注意事项

1. 按摩时动作应尽量连贯连续，力量适中，按揉的力度由轻逐渐增大至老人能忍受的程度为限，同时观察老人的情况，询问老人的感觉，以此对按摩手法做出适当调整。

2. 操作结束后避免立即起身及开窗吹风，以免受凉。

3. 若老人有关节炎、鸡眼或长茧等问题，按摩时动作应尽量轻柔，避免按摩到这些区域时老人产生疼痛。若老人足部有足癣或其他真菌感染等问题时应禁止按摩,避免真菌感染到老人身体的其他部位或传染给按摩者。老人足部受伤时也应禁止按摩。

4. 足部按摩时有的老人会觉得痒,此时应放慢按摩速度和加深按摩力道。

5. 按摩前可泡脚15分钟,有助于疏经活络,促进足部血液循环,增加足部敏感度,提高按摩效果。

6. 对生活自理困难老人应协助其饮水及洗脚。

五、操作流程及评分标准

项目		内容	分值	评分要点	得分
操作前准备	自身准备	穿着短袖上衣或卷袖过肘,在按摩之前用温水洗净双手,并准备好按摩用物。	5	自身准备充分。	
	用物准备	按摩油、毛毯、毛巾、按摩床、枕头。	5	用物齐全。	
	环境准备	为老人提供一个安静、整洁、轻松、舒适的环境,必要时可以播放舒缓的音乐放松情绪。	5	环境符合要求。	
	参与者准备	老人自身无明显不适,能配合进行足部触摸。老人对将要进行的操作已有初步了解,以更好地适应和配合操作者。	5	参与者准备充分。	
操作过程		1. 操作者向老人做自我介绍,说明此次来访的目的。	5	主动、热情,解释清晰。	
		2. 了解老人接受足部触摸疗法的意愿,并向老人介绍足部触摸疗法的作用、操作流程及注意事项。评估老人的身心状况,包括足部是否有受伤史或剧烈疼痛,足部皮肤是否完整、色泽情况等。	5	尊重老人意愿,解释详尽,评估全面到位。	
		3. 操作前,嘱愿意接受足部触摸的老人饮适量温开水(约250mL),清洗双足,必要时提供帮助。	5	适时提醒老人,必要时提供协助。	

项目	内容	分值	评分要点	得分
操作过程	4. 协助老人仰卧于按摩床上，双手置于身体两侧，以舒适为宜。用毛巾包裹双足，其他部位盖毛毯，注意保暖。	5	体位选择恰当，注意保暖。	
	5. 操作者站在被按摩者足部，面朝老人。询问老人按摩时是否需要配合使用按摩油，需要时在掌心倒适量按摩油，摩擦双手使按摩油温热，并在此过程中用平静、缓和的语言和老人聊天来诱导其放松。	5	位置恰当，尊重老人意愿，充分温暖双手，营造轻松氛围。	
	6. 足部按摩方法： （1）足背触摸：双手大鱼际置于老人足背部向左、右两侧推按，并从足跟向足趾方向逐渐移动，触摸整个足背部，反复3—5次。 （2）按摩脚踝。用双手食指、中指及无名指置于两侧脚踝画圈按摩，反复3—5次。一手握住脚踝上方抬起足部，另一手握住足部转动脚踝，顺时针、逆时针各转动5—10次。 （3）足底触摸：用双手大拇指从足跟至足趾方向交替按摩足底，反复3—5次。一手托住老人足跟部，另一手握拳，用拳头在足弓部来回滚动按摩足底。 （4）跟腱触摸：用一手固定足部，另一手轻轻揉捏跟腱，反复3—5次。 （5）足趾按摩：一手托住老人足跟部，另一手拇指和食指轻轻来回按摩和提拉每个足趾。 （6）舒缓足部：最后再轻轻地抚摸老人的足部，转动其足关节3遍，拔伸足趾3遍，进行完以上操作后，结束足部按摩。	35	按摩部位准确、动作灵活有节奏感且轻盈、刚劲、柔和力度适中，同时观察老人的情况，询问老人的感觉，根据情况及时调整按摩手法。	
	7. 按摩结束后，轻轻地告诉老人按摩已经结束，帮他倒一杯温开水，告诉他自己想坐起来的时候再起身，并提醒他刚站起身时可能会站不稳，起身时宜慢，必要时可协助起身。	5	操作符合要求，用平静缓和的语言与老人交流，提醒老人安全。	
	8. 与老人告别，必要时约定下一次活动时间。	5	挥手微笑告别。	
	9. 评价并记录治疗效果，及时调整治疗方案。	5	记录及时、准确，评价客观。	

续　表

	项目	内容	分值	评分要点	得分
综合评价		言行举止礼貌规范、应变能力强，关心老人，注意安全。	5		
总分					

（汪丽琪）

本章参考文献：

[1]　蔡菲菲，张泓．触摸疗法干预老年性痴呆患者激越行为的研究进展 [J].中华护理杂志，2015，50（8）：991-994.

[2]　张一敏，孙秋华，杨莉莉．手部按摩疗法的理论及临床应用研究进展 [J].健康研究，2010，30（4）：304-307.

[3]　张一敏，孙秋华．手部按摩疗法操作流程的制定及其在乳腺癌化疗病人中的应用 [J].护理研究，2012，26（9）：2365-2366.

[4]　艾比·埃尔斯沃斯，佩吉·奥特曼．三维图解：亲密按摩书 [M].北京：东方出版社，2013.

[5]　王绪前，陈俊文．老年家庭按摩 [M].北京：金盾出版社，2003.

[6]　梁爱民．婴幼儿抚触研究进展 [J].中国儿童保健杂志，2004，12（1）：65-67.

[7]　龚穗清，吴小琴，梁淑仪．鼻内窥镜下鼻腔清理术护理干预的效果观察 [J].现代医院，2006，6（5）：97-98.

[8]　应伊丽，杨柳．触摸和音乐疗法对治疗子宫内膜息肉患者焦虑及预后的影响 [J].当代护士，2017（9）：60-62.

[9]　周甘雨．触摸疗法与心理疏导对妇科手术后患者疼痛的影响 [J].广西医科大学学报，2006（23）：249.

[10] 韩彩虹.触摸联合音乐疗法对剖宫产手术产妇焦虑及术后恢复情况的影响 [J].中国医药科学,2015,5(19):160-162.

[11] 张晓岚,赵体玉.手术等待期不同护理干预方法对剖宫产产妇术前焦虑的影响 [J].中华现代护理杂志,2014,20(8):913-915.

[12] 鲁妍.音乐香薰疗法和触摸疗法相结合对假体隆乳术患者围手术期应激反应的影响 [J].中国美容医学,2011,20(4):549-552.

[13] 穆燕雪.触摸疗法能减轻肝癌术后患者焦虑与疼痛的应用 [J].河南中医,2014(34):180.

[14] 林伟泉,陈胜林,王昭.音乐治疗联合触摸疗法对改善阿尔茨海默病患者兴奋激越症状的效果评价 [J].黑龙江医药,2017,30(4):736-739.

[15] 袁素亚,唐丽梅,杨国锋,等.触摸疗法在老年认知障碍并睡眠障碍病人中的应用进展 [J].护理研究,2017,31(1):4-6.

[16] 赵银华,张智.触摸疗法在控制老年阿尔茨海默病病人激越行为中的应用效果 [J].护理研究,2017,31(33):4294-4298.

第二章 怀旧疗法

第一节 概 述

一、概念

怀旧疗法亦称回忆疗法或缅怀疗法，是指通过引导人们回顾以往的生活，重新体验过去生活的片段，并给予新的诠释，协助人们了解自我，增加自尊及增进社会化的治疗过程。美国护理措施分类系统（NIC）将怀旧疗法定义为通过对过去事件、情感与想法的回顾，帮助人们增加幸福感，提高生活质量及对现有环境的适应能力。

二、理论基础

怀旧疗法是 1963 年 Butler 基于 Erikson 的心理社会发展理论和 Atchley 的持续理论提出的设想。Erikson 的心理社会发展理论认为，老年期是人生的最后一个阶段，这个阶段的发展任务是"完善对失望"，老年人需要通过对过去人生经历的回顾寻找完善感，如果无法达到自我完善将会降低自我价值。Atchley 的持续理论认为，当个体面对生活中的重要改变时，倾向于将过去的经验应对和解释现在的改变。Butler 在此基础上提出怀旧疗法是从分析和评价的角度去回顾过去，从而实现自我完善。

三、怀旧疗法的分类

Romaniuk 等人将怀旧疗法按过程分为内心独白类怀旧和人际交往类怀旧，相对应的是以一对一形式进行的个体怀旧治疗和以小组形式进行的团体怀旧治疗。

个体怀旧疗法是采用一对一的方式有针对性地对个案有正向及潜在影响的生命中的特殊事件进行深入怀旧，通过促进个案的自我察觉和自省，提升其成就感和自我肯定，进而达到自我完整。个体怀旧治疗中治疗师主要承担询问者、探索者及倾听者的角色。个体怀旧针对性较强，治疗效果更好，尤其适用于不合群或注意力不集中的患者。

团体怀旧治疗是采用小组形式开展，其主要优势在于团体成员的经验分享可引发参与者进行深入回忆，团体能提供较多的社交、获得被认同感及归属感的机会，能促进参与者更快地回归社会，团体怀旧的成本效益更高，但在团体治疗中参与者充分表达自我的机会较少，缺少个性化及针对性的治疗。团体怀旧中治疗师的主要角色任务包括：保持团体完整、避免成员流失、保护弱小成员，同时也应运用技巧掌控团体和处理各种情绪变化及突发事件。

四、应用现状

怀旧疗法在国内外目前主要应用于老年人群的护理。研究证实，怀旧疗法能有效帮助参与者增进自我认同和接纳感，提高自我价值感和增强生活信心，可以缓解老年慢性病患者的抑郁情绪，降低其孤独感。在对老年痴呆患者的研究中发现，怀旧疗法能减轻其焦虑、抑郁等情绪问题和激越行为，改善认知功能，减轻社会退缩及提高生活质量。此外，也有研究者将怀旧疗法应用于患者配偶，发现怀旧疗法可降低其抑郁、疲乏水平和照顾负担，增强其积极体验，进而提高其心理健康水平。

怀旧疗法在应用中的重点不是事件本身，而是在怀旧时是否采用开放、和谐、接纳自我的态度与观点，怀旧可以是过去生活中的愉快经历，让参与者不会随着时间的逝去而淡忘幸福，或是引导其回顾过去痛苦的经历或者一直未能解决的冲突，通过接受专业辅导，进而重整并接纳自己生命的历程。

怀旧疗法需要在安全、舒适的环境中进行，它通常需要借助一些有形的提示（或称为引导物），比如老人熟悉的物件、音乐、录音存档、老照片等来唤起参与者对往事的回忆，并引出交谈的内容。可以是儿时的回忆、旧时的节日、读书时光、工作经历、婚姻家庭生活等经历。在进行怀旧疗法前应先了解老人的性格特点、兴趣爱好、以往能引起其愉快回忆的人和事等，便于怀旧治疗过程中提高其积极性。通常一次回忆疗法应持续至少4周的时间，活动次数为6次及以上，每次时间控制在45分钟至1小时较好。

（汪丽琪）

第二节 照片怀旧

一、项目作用

以照片的形式，通过对过去事件、情感及想法的回顾，帮助老人减轻负性情绪、增加主观幸福感、提高生活质量及对现有环境的适应能力。

二、操作前准备

1. 环境准备：提供安静、面积适宜、非开放性的房间作为治疗室，也可以是老人床旁。

2. 用物准备：老人不同生活阶段与家人或朋友的合照，可以是老人童年、学生时代或工作时期的照片。

3. 参与者准备：老人无明显躯体不适症状，能通过语言进行交流。老人对将要进行的操作已有初步了解，能较好地适应和配合操作者。

4. 自身准备：提前对老人以往的生活背景进行评估，了解老人的一般情况，选择对个案有正向及潜在影响的主题，熟悉与老年人沟通的技巧。

三、操作步骤

1. 主动向老人进行自我介绍，并简要说明本次来访的目的。

2. 陪伴老人翻阅相册，根据老人对不同照片的反应选择合适的照片开展主题，或根据事先已准备好的照片开展主题。

3. 展示照片，与老人共同回忆老照片的故事，老照片可以是以下几个方面的主题：

（1）主题一：朝花夕拾。

引导老人回忆童年、少年、青年时期记忆深刻、难以忘怀的事情，如最快乐的事、最有成就感的事、最受挫折的事、理想抱负、兴趣爱好等。

（2）主题二：恩爱夫妻。

引导老人回忆和老伴共同经历的人生特殊场景，如相识、结婚、怀孕、生子、共同生活中所发生的最让人感动的事、最难以忘怀的事、最快乐的事等。

（3）主题三：为人父母。

引导老人回忆有关子女成长的主题，如照顾子女的体验、对子女的教育和培养、子女的成就、子女的孝顺等。

（4）主题四：朋友和伙伴。

引导老人回忆与朋友相关的主题，如与朋友或工作伙伴间的深厚情谊等。

（5）主题五：工作。

引导老人回忆工作时期最大的成就、难忘的工作经历等。

4. 结束回忆后，给老人沉浸回忆的时间，其间注意老人的情绪状况，并予以正向的反馈。另外，也可适当播放一些轻音乐，帮助老人舒缓情绪。

5. 与老人告别，必要时约定下一次活动时间。

6. 对老人的反应进行评价，记录与老人交流的治疗收获，评价怀旧治疗效果，及时调整怀旧治疗方案。

四、操作注意事项

1. 访谈开始时使用开放性提问的方式引导老人进行某个主题回忆，在老人回忆过程中主动倾听，适时提出正向、关怀性的看法和追加性的问题，引导老人做更广泛且深入的回忆。交谈焦点主要集中在老人及老人对该回忆的感受上，而非事件本身。在整个访谈过程中，操作者遵循循序渐进、由浅入深、逐步引导的原则。

2. 在沟通中应注意情绪的引导，从事件中对老人进行积极鼓励，增加正性引导，减少负性情绪，避免情绪大起大伏。例如，当提到逝去老伴的故事老人出现悲伤情绪时，操作者要适当安慰老人并转移话题到如今的美好生活或子女成就等，将老人引导到快乐的回忆中。

五、操作流程及评分标准

项目		内容	分值	评分要点	得分
操作前准备	自身准备	评估老人一般情况，了解其生活背景，熟悉与老年人的沟通技巧。	5	自身准备充分，能提前了解老人忌讳谈及的物件或事件。	
	用物准备	老人不同生活阶段与家人或朋友的合照。	5	照片选择合适，尺寸适宜。	
	环境准备	提供安静、面积适宜、非开放性的房间作为治疗室。	5	环境符合要求。	
	参与者准备	老人情绪稳定，无明显躯体不适症状，能进行正常交流。	5	参与者符合要求。	
操作过程		1. 主动向老人进行自我介绍，并简要说明本次来访的目的。	5	对待老人积极、主动、热情。	
		2. 陪伴老人翻阅相册，根据老人对不同照片的反应选择合适的照片开展主题，或展示事先已准备好的照片开展主题。	5	陪伴老人翻阅相册时应关注老人的反应，照片选择要恰当。	
		3. 展示照片，引导老人回忆与其相关的故事，照片主题举例如下： （1）主题一：朝花夕拾 引导老人回忆童年、少年、青年时期记忆深刻、难以忘怀的事情，如最快乐的事、最有成就感的事、最受挫折的事、最糗的事、理想抱负、兴趣爱好等。 （2）主题二：恩爱夫妻 引导老人回忆和老伴共同经历的人生特殊场景，如相识、结婚、怀孕、生子、共同生活中所发生的最让人感动的事、最难以忘怀的事、最快乐的事等。 （3）主题三：为人父母 引导老人回忆有关子女成长的主题，如照顾子女的体验、对子女的教育和培养、子女的成就、子女的孝顺等。 （4）主题四：朋友和伙伴 引导老人回忆与朋友相关的主题，如与朋友或工作伙伴间的深厚情谊等。 （5）主题五：工作 引导老人回忆工作时期最大的成就、难忘的工作经历等。	45	1. 以开放性提问为主； 2. 认真倾听，耐心； 3. 交流过程中以正向、关怀性的看法和追加性的问题引导老人做更广泛且深入的回忆； 4. 交谈焦点能主要集中在老人及其对该回忆的感受上，而非事件本身； 5. 注意情绪的引导，从事件中对老人进行积极鼓励，增加正性引导，避免负性情绪。	

项目	内容	分值	评分要点	得分
	4. 结束回忆后,给老人沉浸回忆的时间,其间注意老人的情绪状况,并予以正向的反馈。另外,也可适当播放一些轻音乐,帮助老人舒缓情绪。	10	交流融洽,注意老人的情绪反应,音乐选择恰当。	
	5. 与老人告别,必要时预约下一次活动时间。	5	挥手微笑告别。	
	6. 对老人的反应进行评价,记录与老人交流的治疗收获,评价怀旧治疗效果,及时调整怀旧治疗方案。	5	记录及时、准确,评价客观。	
综合评价	言行举止礼貌规范、应变能力强,关心老人,注意安全。	5		
总分				

(陈思琪)

第三节 老物件怀旧

一、项目作用

通过老物件唤起老人对过去生活的美好回忆，鼓励老人以正向的态度去回顾过去的经历，重新体验过去的生活片段，并给予新的诠释，以增加对现有环境的适应能力。

二、操作前准备

1. 环境准备：陈列老式黑白电视机、老式自行车、老式缝纫机等老物件的怀旧房间或安静、面积适宜、相对独立的空间环境。

2. 用物准备：老人从前生活中常接触的生活物件的实体或照片，如老式黑白电视机、老式自行车、中山装、煤油灯、毛泽东语录等。

3. 参与者准备：老人无明显躯体不适症状和情绪起伏，能进行正常交流。

4. 自身准备：提前对老人的生活背景有一定了解，熟悉这些老物件的年代背景、用途、象征意义等，选择对个案有正向及潜在影响的物件，熟悉与老年人沟通的技巧。

三、操作步骤

1. 在老人到来之前播放轻音乐或与要展示物件有关的音乐，创造良好的治疗氛围，舒缓老人进入新环境可能产生的紧张情绪，愉悦身心。

2. 老人到来后，热情接待老人，主动向老人进行自我介绍，带领老人进入陈列老物件的房间，陪伴老人参观老物件，根据老人以往的生活背景及对不同物件的反应选择合适的物件开展主题。

3. 展示老物件实体或照片，引导老人回忆与其相关的故事。举例如下：

老式黑白电视机：第一次看到电视机是什么时候？当时是什么样的心

情？家里什么时候有了电视机？

老式自行车：会不会骑自行车？什么时候学的自行车？什么时候拥有了属于自己的自行车？

老式缝纫机：会不会使用缝纫机？什么时候学的？用缝纫机都做了哪些东西？

4. 每展示一样物品后都要给老人沉浸回忆、整理情感的时间，以正向的态度帮助老人回忆过去。其间注意保持老人情绪稳定，避免情绪大起大伏。例如，当老人回忆到以前的不愉快生活而出现情绪不稳，如对过去清贫的日子感到悲伤时，操作者应从老人对过去回忆的描述中找到可以正性激励的场景，如清贫日子里开心快乐的时光和事件，从而引导老人平复情绪，重新回到平凡又温馨的感受中。

5. 结束回忆后，可以播放一些轻音乐，帮助舒缓老人情绪。

6. 与老人告别，必要时约定下一次活动时间。

7. 对老人的反应进行评价，记录与老人交流的治疗收获，评价怀旧治疗效果，及时调整治疗方案。

四、操作注意事项

1. 访谈开始时使用开放性提问的方式引导老人进行某个物件的回忆，在老人回忆过程中认真倾听，适时提出正向、关怀性的看法和追加性的问题，引导老人做更广泛且深入的回忆。在整个访谈过程中，操作者遵循循序渐进、由浅入深、逐步引导的原则。

2. 交谈焦点主要集中在老人及老人对该回忆的感受上，而非事件本身。在沟通中应注意情绪的引导，从事件中对老人进行积极鼓励，增加正性引导，避免负性情绪。

3. 当老人回忆起压力事件时，操作者应及时疏导老人的负性情绪。特别注意老人中有无心脑血管疾病患者，避免此类老人情绪过度起伏。

4. 老物件举例：老式自行车、老式缝纫机、算盘、黑白电视机、铁皮青蛙、小人书、留声机、火柴盒、搪瓷茶杯、老式铝皮暖水瓶、老式煤油灯、毛泽东语录、老式饼干铁皮盒、铝水壶、老式电话机、铁包角木箱子、绿书包等。

五、操作流程及评分标准

项目		内容	分值	评分要点	得分
操作前准备	自身准备	评估老人的一般情况，了解老人的生活背景，熟悉老物件的年代背景、用途、象征意义等。	5	自身准备充分，能提前了解老人忌讳谈及的物件或事件。	
	用物准备	黑白电视机、老式自行车、煤油灯等老物件的实体或照片，交谈环境内配备可以就座的椅子。音乐设备功能正常。	5	用物准备恰当，能根据老人不同的生活背景选择对其有特殊意义或美好回忆的物品。	
	参与者准备	老人无明显躯体不适症状和情绪起伏，能进行正常交流。	5	参与者符合要求，避免有严重躯体疾病或情绪障碍无法正常交流患者。	
	环境准备	提供陈列天线电视机、老式自行车等要展示的老物件的怀旧房间或安静、面积适宜、相对独立的空间环境。	5	环境设置符合要求。	
操作过程		1. 在老人到来之前播放轻音乐或与要展示的物件有关的音乐，创造良好的治疗氛围。	5	音乐选择恰当。	
		2. 热情接待老人，主动向老人进行自我介绍，带领老人进入陈列老物件的房间。	5	接待老人主动热情。	
		3. 陪伴老人参观老物件，根据老人对不同物件的反应选择合适的物件开展主题。	5	陪伴参观的过程应仔细观察老人对不同物件的反应。	
		4. 展示老物件实体或照片，引导老人回忆与其相关的故事。举例如下： （1）老式黑白电视机：第一次看到电视机是什么时候？当时是什么样的心情？家里什么时候有了电视机？ （2）老式自行车：会不会骑自行车？什么时候学的自行车？什么时候拥有了属于自己的自行车？ （3）老式缝纫机：会不会使用缝纫机？什么时候学的？用缝纫机都做了哪些东西？	40	1. 以开放性提问为主； 2. 主动倾听； 3. 交流过程中以正向、关怀性的看法和追加性的问题引导老人做更广泛且深入的回忆； 4. 交谈焦点主要集中在老人及老人对该回忆的感受上，而非事件本身； 5. 注意情绪的引导，从事件中对老人进行积极鼓励，增加正性引导，改善负性情绪。	

项目	内容	分值	评分要点	得分
	5. 每展示一样物品后都要给老人沉浸回忆、整理情感的时间，当老人回忆起压力事件时，操作者应及时疏导老人的负性情绪。	5	时间把握合适，注意老人的情绪反应。	
	6. 结束回忆后，播放轻音乐，帮助老人舒缓情绪，并表示与老人的交谈非常愉快。	5	操作恰当，注意支持、鼓励。	
	7. 与老人告别，必要时预约下一次治疗时间。	5	挥手微笑告别，如在怀旧房间应送老人至门口或目送挥手告别。	
	8. 记录治疗收获，评价治疗效果，及时调整怀旧治疗方案。	5	记录及时、准确，评价客观。	
综合评价	言行举止礼貌规范、应变能力强，关心老人，注意老人安全。	5		
总分				

（陈凌萍）

第四节 生命故事书

一、项目作用

生命故事书素材的采集和制作过程是一种倾听和陪伴，有助于减轻老年人的孤独感，同时通过生命故事书的制作让老人回忆和讲述经历的人生，用其年轻时的生命来影响暮年生活，提高老人的自信心和幸福感，减轻无用感和失落感。通过生命故事书也可让照顾者及家人对老人有更多的了解，拉近其距离，增加其对老人的接纳和尊重。

二、操作前准备

1. 环境准备：安静、面积适宜、相对独立的空间环境或老人房间内均可，有桌椅。

2. 用物准备：制作生命故事书的照片素材、卡纸、胶水、剪刀、订书机。

3. 参与者准备：老人无明显躯体不适症状和情绪起伏，能进行正常交流和手工制作。

4. 自身准备：提前对老人的生活背景有一定了解，熟悉与老年人沟通的技巧。

三、操作步骤

1. 主动向老人进行自我介绍、问好，简要介绍本次来访的目的。

2. 向老人解释生命故事书项目的内容、形式及意义，根据老人意愿选择合适的老人参与此项目，并与老人约定访谈的时间。

3. 在约定的时间与老人见面，与老人交谈，引导老人回忆过往的人生经历，包括童年、婚恋史、为人父母、晚年等各个不同人生阶段，或其中的一个或几个人生阶段。用录音或笔录的方式对老人的生命故事进行记录和整理。

4.根据老人生命故事素材，与老人共同讨论、制作自己的生命故事书。在制作过程中，鼓励老人通过图画、剪贴、手工等方式表达自己的想法，制作属于自己的个性生命故事书。

5.将制作完成的生命故事书供老人闲暇时翻阅，或复制几本转赠老人的家人，通过家人对老人过往生活的了解，增加其对老人的理解和尊重。如果在养老机构或日间照护机构内也可以以老人的生命故事为主题，进行团体活动，互相交流、讨论他们的生命故事，增加老人们对人生的理解和认识。

6.记录与老人共同制作生命故事书的治疗收获，评价怀旧治疗效果。

四、操作注意事项

1.在约定的时间与老人见面，时间选择以上午或下午午睡后为佳，要求老人精神状态较好，地点可以是老人的房间、访谈室或户外。

2.生命故事书可以是一次访谈后对生命故事进行讨论和制作，也可以多次对老人进行访谈后再制作。

3.在对老人的生命故事进行采集和访谈的过程中应注意挖掘其中具有正性激励作用的生命故事。在访谈和整理素材的过程中，当涉及老人生命过程中成功的人生经历或事件时给予赞美和肯定，增加老人的成就感。

五、操作流程及评分标准

	项目	内容	分值	评分要点	得分
操作前准备	自身准备	评估老人的一般情况，了解老人的生活背景，熟悉与老年人的沟通技巧。	5	自身准备充分，提前了解老人的生活背景。	
	用物准备	胶水、剪刀、制作生命故事书的照片素材、卡纸、订书机。交谈环境内配备桌椅。	5	用物准备恰当，能根据老人不同的生活背景选择合适的素材。	
	参与者准备	老人无明显躯体不适症状和情绪起伏，能进行正常交流和手工制作。	5	参与者符合要求。	
	环境准备	安静、面积适宜、相对独立的空间环境。	5	按实际情况布置合适环境。	

续 表

项目	内容	分值	评分要点	得分
操作过程	1. 主动向老人进行自我介绍，并简要说明本次来访的目的。	5	对待老人应主动热情。	
	2. 向老人解释生命故事书项目的内容、形式及意义，根据老人意愿选择合适的老人参与此项目，并与老人约定访谈的时间。	10	解释耐心、详尽，尊重老人意愿。	
	3. 在约定的时间与老人见面，与老人交谈，引导老人回忆过往人生经历，包括童年、婚恋史、为人父母、晚年等各个不同人生阶段，或其中的一个或几个人生阶段。用录音或笔录的方式对老人的生命故事进行记录和整理。	30	1. 以开放性提问为主； 2. 主动倾听； 3. 能挖掘其中具有正性激励作用的生命故事； 4. 能适时给予老人鼓励和肯定。	
	4. 根据老人生命故事素材，与老人共同讨论、制作自己的生命故事书。	15	耐心鼓励、指导，积极引导。	
	5. 将制作完成的生命故事书供老人闲暇时翻阅，或复制几本转赠老人的家人。如果在养老机构或日间照护机构内也可以以老人的生命故事为主题，进行团体活动，互相交流、讨论他们的生命故事。	10	生命故事书应用合理。	
	6. 记录与老人共同制作生命故事书的治疗收获，评价怀旧治疗效果。	5	记录及时、准确，评价客观。	
综合评价	言行举止礼貌规范、应变能力强，关心老人，注意老人安全。	5		
总分				

（汪丽琪）

第五节　景点主题怀旧

一、项目作用

通过景点来引发老人对过去经历的回忆。通过各种媒介，包括景点的图片、影像等视觉刺激，使老人足不出户，饱览美景，同时在欣赏的同时引发老人思考，重享过去的难忘时光，给予老人一般性的心理支持，缓解和改善老人的情绪状态。本项目以西湖新、旧十景为例。

二、操作前准备

1. 环境准备：准备一间大小适中、宽敞明亮且安静的房间，内置放桌椅若干。

2. 用物准备：一套投影及视频播放设备、景点（西湖新、旧十景）照片或视频。

3. 参与者准备：老人对景点熟悉，无明显躯体不适症状和情绪问题，语言能力尚可，听力正常。

4. 操作者自身准备：

（1）熟悉设备的使用和景点相关知识。

（2）对参加本项目的老人的生活态度、兴趣爱好及生活背景有一定了解。

（3）熟悉与老年人沟通的技巧。

三、操作步骤

1. 提前在房间内播放一些关于西湖的经典老歌，等待老人们的到来。

2. 热情接待前来参与活动的老人，主动向老人进行自我介绍、问好。

3. 到达约定时间或参加项目的老人到齐后操作者可先给予一定的自由时间让各位老人相互认识、相互有一定了解。有的老人可能比较内向，一开始无法融进氛围中，操作者要主动与老人交流，将其介绍给其他老人，使其尽快地融入团体中。

4. 建立良好的氛围后，安排所有的老人围坐在一起，观看投影里的西湖新、旧十景照片或相关视频。观看西湖某一景，在赏景的过程中唤起老人曾经的回忆。也可适时提出一些问题引发老人回忆和讨论。如：这是西湖的什么景观？以前有没有去过这里？还记得当时的情景吗？对这个景观有何种印象？这个景观与西湖有什么关联？等等。如果有多位老人对某一景观产生共鸣，鼓励让老人们各抒己见、畅所欲言，回忆曾经的美好生活，尽量轻松、自然地表现自己。操作者根据老人对过往回忆的陈述适时地给予赞赏和肯定，尽量让每一位老人都能感受和回忆过往的美好生活和被认同的满足感。

5. 活动结束时，引导老人们相互告别，必要时可约定下一次活动时间。

6. 整理用物，记录活动收获，评价活动效果，及时调整活动方案。

四、操作注意事项

1. 选择回忆疗法的景点应为老人熟悉的景点。

2. 积极引导每一位老人融入团队中，性格内向或不善言辞的老人尤加关注，尽量让老人在享受美景的同时感受到与他人沟通、交流的愉悦。

3. 参与本项目的老人多个，个体存在差异，在观景及讨论过程中可能会就某一问题或事件产生意见分歧，操作者应关注到每位老人的情绪，从不同角度进行评价，使每一位老人都能感受到被认同的满足感。

4. 在回忆过程中应随时注意老人们的情绪，及时引导，防止老人情绪起伏较大。例如，当老人回忆到以前发生在该景观处的不愉快生活而出现情绪不稳时，操作者应从老人对过去回忆的描述中找到可以正性激励的场景，或从侧面角度将老人带出过激的情绪重新回到平凡又温馨的感情之中。

五、操作流程及评分标准

项目		内容	分值	评分要点	得分
操作前准备	自身准备	熟悉设备的使用和景点相关知识，并对参加本项目的老人的生活态度、兴趣爱好及生活背景有一定了解。同时熟悉与老年人沟通的技巧。	5	自身准备充分，对参与活动的老人评估到位。	
	用物准备	一套投影及视频播放设备、景点（西湖新、旧十景）照片或视频。	5	用物准备恰当，能根据对老人的评估情况选择合适的照片或视频。	
	环境准备	准备一间大小适中、宽敞明亮且安静的房间，内置放桌椅若干。	5	环境适宜，房间要明亮、整洁，光线良好。	
	参与者准备	老人对景点熟悉，且无明显不适症状，语言能力尚可，听力正常	5	参与者符合要求。	
操作过程		1.在房间内播放一些关于西湖的经典老歌，等待老人们的到来。	5	歌曲选择恰当。	
		2.热情接待前来参与活动的老人，主动向老人进行自我介绍、问好。	5	对待老人积极、主动、热情。	
		3.老人到齐后，操作者可先给予一定的自由时间让各位老人相互认识、相互有一定了解。对一些比较内向的老人，我们要主动与老人交流，将其介绍给其他老人，使其尽快地融入团体中。	15	能积极引导每一位老人融入团队中。	
		4.安排所有的老人围坐在一起，通过观看西湖新、旧十景照片或视频，唤起老人曾经的回忆，也可适时提出一些问题引发老人回忆和讨论。老人们各抒己见、畅所欲言，回忆曾经的美好生活。	40	做好项目的引导和氛围调节，尽量让每一位老人都能感受和回忆过往的美好生活和被认同的满足感。	

续　表

项目	内容	分值	评分要点	得分
	5.与老人告别,必要时预约下一次治疗时间。	5	挥手微笑告别。	
	6.记录治疗收获,评价治疗效果,及时调整治疗方案。	5	记录及时、准确,评价客观。	
综合评价	言行举止礼貌规范、应变能力强,关心老人,注意安全。	5		
总分				

（刘炳炳）

第六节　节日主题怀旧

一、项目作用

通过节日引发老人对过去经历的回忆。通过各个节日的不同过节形式，引发老人对以往节日的相关回忆，给予老人一定的心理抚慰，同时节日传统小食的制作活动可改善老人的动手能力，增加老人的自信心及归属感。本项目以清明节为例。

二、操作前准备

1.环境准备：准备一间大小适中、宽敞明亮且安静的房间，内置放桌椅若干。

2.用物准备：艾草、糯米粉、大米粉、馅料、保鲜膜等。

3.参与者准备：老人无明显不适症状，语言能力尚可，听力正常。

4.操作者自身准备：

（1）熟悉清明节的由来及清明团子的做法。

（2）对参加本项目的老人的生活态度、兴趣爱好及生活背景有一定了解。

（3）熟悉与老年人沟通的技巧。

三、操作步骤

1.在房间内播放适合清明节的音乐或古诗词，等待老人们的到来。

2.热情接待前来参与活动的老人，主动向老人进行自我介绍、问好。

3.到达约定时间或参加项目的老人到齐后，操作者可先给予一定的自由时间让各位老人相互认识、相互了解。对比较内向的老人，我们要主动与其交流，将其介绍给其他老人，使其尽快地融入团体中。

4.建立良好的氛围后，安排所有的老人围坐在一起，询问老人是否记得清明节有哪些风俗习惯，并引导其说出。询问老人是否记得清明团子的做法，如老人记得，鼓励其说出清明团子的做法，其他老人予以补充。操作者带领老人们一同回忆、总结清明团子的做法，引起老人的制作兴趣。

5. 操作者带领老人们共同制作清明团子，鼓励老人们制作馅料、和面、包制。在制作的过程中适时对老人的表现给予肯定和鼓励，增加老人的自信心和成就感。

6. 清明团子制作完成后，进行蒸制并将清明团子发放给老人，共同分享大家的劳动成果。

7. 活动结束后，互相告别，必要时可约定下一次活动时间。

8. 记录活动收获，评价活动效果，及时调整活动方案。

四、操作注意事项

1. 积极引导每一位老人融入团队中，对性格内向或不善言辞的老人尤加关注，尽量让老人在追忆过往的同时增加与他人的互动。

2. 注意老人在怀旧过程中的情绪反应，防大起大伏，遇到情况及时疏导。

3. 制作清明团子过程中，注意刀具等尖锐物品的使用安全。同时，食用清明团子时应小口食用，慢用，勿笑，保持安静，防老人噎住、烫伤。

五、操作流程及评分标准

项目		内容	分值	评分要点	得分
操作前准备	自身准备	熟悉清明节的由来及清明团子的做法，并对参加本项目的老人的生活态度、兴趣爱好及生活背景有一定了解。同时熟悉与老年人沟通的技巧。	5	自身准备充分，对参与活动的老人评估到位。	
	用物准备	艾草、糯米粉、大米粉、馅料、保鲜膜等。	5	用物准备恰当，根据情况选择合适的用料。	

项目		内容	分值	评分要点	得分
操作前准备	环境准备	准备一间大小适中、宽敞明亮且安静的房间，内置放桌椅若干。	5	房间明亮、整洁，光线良好。	
	参与者准备	老人无明显不适症状，语言能力尚可，听力正常。	5	参与者符合要求。	
操作过程		1. 在房间内播放适合清明节的音乐或古诗词，等待老人们的到来。	5	建立良好的活动氛围和节日气氛。	
		2. 热情接待前来参与活动的老人，主动向老人进行自我介绍、问好。	5	对待老人积极、主动、热情。	
		3. 老人到齐后操作者可先给予一定的自由时间让各位老人相互认识、相互有一定了解。	5	能积极引导每一位老人融入团队中。	
		4. 安排所有的老人围坐在一起，询问老人是否记得清明节有哪些风俗习惯，并引导其说出。询问老人是否记得清明团子的做法，如老人记得，鼓励其说出清明团子的做法，其他老人予以补充。操作者带领老人们一同回忆、总结清明团子的做法。	20	能引导和激发老人参与活动的积极性。	
		5. 操作者带领老人们共同制作清明团子，鼓励老人们制作馅料、和面、包制。在制作的过程中适时对老人的表现给予肯定和鼓励。	20	能积极协助老人参与活动，适时给予鼓励和肯定，并注意刀具等尖锐物品的使用安全。	
		6. 清明团子制作完成后，进行蒸制并将清明团子发放给老人，共同分享大家的劳动成果。	10	注意进食安全，防老人噎住、烫伤。	
		7. 活动结束后，互相告别，必要时可约定下一次活动时间。	5	挥手微笑告别。	
		8. 记录治疗收获，评价治疗效果，及时调整治疗方案。	5	记录及时、准确，评价客观。	

续 表

	项目	内容	分值	评分要点	得分
综合评价		言行举止礼貌规范、应变能力强，关心老人，注意安全。	5		
总分					

（刘炳炳）

本章参考文献：

[1] 罗维宇，梅碧琪，刘玲中，等．怀旧疗法的临床应用现状 [J]. 中国临床护理，2013，5（6）：540–543.

[2] 樊慧颖，李铮．怀旧疗法在老年痴呆患者中的应用进展 [J]. 中华护理杂志，2014，49（6）：716–718.

[3] Westerhof G J，Bohlmeijer E，Webster J D. Reminiscence and mental health: a review of recent progress in theory，research and interventions［J］. Ageing & Society，2010，30（4）：697–721.

[4] Subramaniam P，Woods B. The impact of individual reminiscence therapy for people with dementia：systematic review［J］.Expert Rev Neurother，2012，12（5）：545–555.

[5] Atchley R C. A continuity theory of normal aging［J］.Ge-rontologist，1989，29（2）：183–190.

[6] 唐秋碧，周英，杨芷．阿尔茨海默病淡漠症状研究进展 [J]. 中华老年医学杂志，2016，5（10）：1126–1130.

[7] 赵春善，许敏．人生回忆疗法对朝鲜族独居老人抑郁情绪的连续效果评价 [J]. 中国老年学杂志，2016（36）：1992–1994.

[8] 王连艳，沈翠珍．老年痴呆症生活故事干预研究进展 [J]. 护理学报，

2010, 17 (10A): 21-24.

[9] 李沫, 吕继辉, 郝智慧, 等. 怀旧疗法对阿尔茨海默病患者认知和自尊水平的影响 [J]. 北京医学, 2014, 36 (10): 809-811.

[10] 李迎春, 高静, 吴晨曦, 等. 团体怀旧治疗法对老年抑郁症患者干预效果的系统评价 [J]. 中华老年医学杂志, 2015, 34 (9): 1021-1025.

[11] 白志繁, 沈军. 怀旧治疗在老年抑郁症中应用研究进展 [J]. 护理学报, 2017, 24 (21): 28-30.

[12] 梅永霞, 张振香, 林蓓蕾, 等. 怀旧疗法对社区老年脑卒中患者配偶照顾负担及积极体验的影响 [J]. 中华护理杂志, 2014, 49 (7): 773-777.

[13] 李沫, 吕继辉, 高茂龙, 等. 怀旧疗法对轻中度痴呆患者行为和精神症状的影响 [J]. 北京医学, 2016, 38 (10): 999-1002.

[14] 管细红, 李博, 李素珍. 怀旧疗法对阿尔茨海默症患者认知功能及生活质量的影响 [J]. 护理学报, 2016, 23 (11): 66-68.

第三章　音乐疗法

第一节　概　述

一、概念

世界音乐治疗联合会（WFMT）将音乐治疗定义为运用专业音乐及音乐元素作为干预措施，介入医学、教育及日常生活的治疗方式，用于提高个体、小组、家庭或社区的生活质量，改善身体、社交、沟通、情绪、智力、精神及幸福指数的系统、专业的过程。也有学者认为音乐治疗是以心理治疗的理论和方法为基础，运用音乐特有的生理、心理效应，通过各种专门设计的音乐活动，帮助个体改善紧张、焦虑、抑郁、恐惧等不良情绪，产生心理愉悦，从而达到消除心理障碍或增进身心健康的方法。

二、作用

实践证明，音乐疗法在改善负性情绪、促进认知，影响人的行为和人格，增进身心健康方面有一定疗效。音乐疗法的作用不同学者从不同角度进行了机理的阐述，包括共振原理说、审美移情说、神经活动说等。

共振原理说认为，人体细胞在大脑皮层的统一指挥下，按一定的节奏进行微振运动，当人体功能失调后，体内的这种微振运动就处于异常状态，音乐是一种和谐的声波振动，选择一定节奏的音乐作用于人体，能带动人体细胞进行和谐共振，从而激发人体内在的潜能，调整体内的微振活动，使其恢复到正常状态，达到治愈疾病的目的。

神经活动说则认为音乐通过听觉作用于大脑，能提高神经和体液的兴奋性，促进人体分泌有利于健康的生物活性物质，从而使人的内脏活动及情绪行为得到调节。有研究表明，音乐能提高人体内吗啡肽和免疫球蛋白 IgA 的含量，能有效缓解患者疼痛及提高机体免疫力。

审美移情说认为音乐能调动人们的思维，勾起欣赏者种种情感体验，并获得释放与宣泄，使积极的情绪强化、消极的情绪排除，甚至使消极情绪转化为积极情绪。

三、应用现状

音乐疗法广泛应用于精神病医院、综合性医院、养老机构、学校、心理诊所等机构。适用对象广泛，包括身心疾病患者及健康人群。音乐疗法在老年人群中主要应用于老年慢性病、老年痴呆、老年焦虑、老年抑郁等患者。

在对慢性阻塞性肺疾病（COPD）患者的研究中发现，采用每周唱歌的音乐疗法能训练患者的呼吸肌，改善呼吸功能，减轻呼吸困难，减轻焦虑、抑郁、恐惧等负性情绪，提高 COPD 患者的生活质量。对老年心血管疾病患者的应用研究发现，音乐疗法能有效降低高血压患者的自主神经平衡指数，减慢心率，降低血压，改善主诉症状等。在阿尔茨海默病患者中通过歌词回忆、演唱来巩固语言功能和记忆能力，通过乐器演奏和互动交流巩固其认知和反应能力，对情感功能退化的患者，用音乐来唤醒其对常规情绪功能的反应，而对情绪不稳，易激惹的患者，可以利用音乐进行情绪的表达。此外对老年焦虑、抑郁患者用音乐疗法进行干预后发现，音乐治疗组焦虑、抑郁情绪明显降低。

四、分类

音乐疗法主要包括接受式音乐治疗和表达性音乐治疗。接受式音乐治疗是治疗师将音乐作为一种刺激物作用于来访者，从而达到调节情绪、促进身心健康的作用。音乐聆听、意向引导音乐治疗、体感音乐治疗、可视音乐治疗等都属于接受式音乐治疗。表达性音乐治疗是患者直接参与音乐演唱或乐器演奏的治疗方式，如独唱、合唱、即兴创作、讨论、乐器演奏或合奏等。

音乐治疗可以以个人或小组的方式进行，也可以和怀旧疗法、运动疗法、触摸疗法等其他非药物治疗的方法相结合进行运用。本章节结合常见的音乐治疗方法和老年人特点，设计了聆听音乐治疗、简单乐器疗法、音乐体感治疗和团体音乐怀旧四种音乐治疗项目。

（汪丽琪）

第二节　聆听音乐治疗

一、项目作用

聆听音乐治疗是通过聆听喜爱的或特定的音乐，引起生理、心理共鸣，激活回忆、疏解情绪、增进涵养，有利于减轻焦虑、抑郁、孤独等不良情绪，增进老人对听觉刺激的反应和专注力，提高老人对生活的信心。

二、操作前准备

1. 环境准备：准备一间独立、宽敞、安静的房间，室内有遮光窗帘。
2. 用物准备：若干套治疗椅、音乐播放设备及音乐、耳机、眼罩、薄毯。
3. 参与者准备：老人无明显不适症状，听力无障碍，参与人数可以一位或多位。
4. 操作者自身准备：

（1）熟悉音乐播放设备的使用，对所准备的具体音乐曲目能做到适时并选择适宜的歌曲播放且对播放的音乐所包含的故事、背景有一定了解。

（2）对参加本项目的老人的生活态度、兴趣爱好及生活背景有一定了解。

（3）熟悉与老年人沟通的技巧。

三、操作步骤

1. 热情接待前来参与活动的老人，主动向老人进行自我介绍、问好。如有多位老人参加可让老人间互相自我介绍、问好。

2. 向老人介绍本次活动的主要内容，告诉老人尽可能地放松，舒适地欣赏音乐，不要有心理负担，治疗期间如果有感觉不适，及时通知工作人员。

3. 指引老人半躺在治疗椅上，根据老人需求将躺椅调整到合适的角度，指导老人戴上眼罩或微闭双眼，四肢自然放松。

4. 拉起窗帘，调暗光线，尽可能避免各种异响和干扰，使老人身心放松，进入良好的治疗状态。

5. 根据前期评估情况选择适合老人的音乐进行播放，刚开始播放音乐时音量宜小，然后逐步增大到适宜音量。

6. 治疗过程中，注意观察老人的情况，是否出现不适或情绪波动，必要时暂停音乐。有的老人因为放松可能会进入睡眠状态，应为老人盖上薄毯，避免着凉。

7. 治疗结束时，轻轻拍打老人的肩膀，轻柔地告诉老人本次治疗已经结束，可以取下眼罩起身离开躺椅，对行动不便的老人协助其起身。

8. 询问老人聆听音乐的感受，与有意愿再次参加活动的老人约定下次活动时间。

9. 与老人挥手告别，若有多位老人同时参加还可让老人们相互告别。

10. 治疗结束后切断电器电源，整理用物，耳机、眼罩用75%酒精消毒。

11. 评价活动效果，记录活动收获，及时调整活动方案。

四、操作注意事项

1. 聆听音乐疗法适宜在安静、舒适的场所，高噪音的环境会妨碍交流，增加患者的焦虑。对老年痴呆患者，聆听音乐的地点应该选择在痴呆患者常住的地方，陌生环境可能会加重患者的激越行为。

2. 根据老人的听觉和感受从小到大调整音量大小，在开始阶段，音量一般控制在55—70分贝较为适宜，在治疗的后半阶段里，音量可根据老人的反馈适量地调整。

3. 根据老人注意力集中时间选择适宜的治疗时间，一般每次为30—45分钟。

4. 保持室内整洁，定时清洁、消毒耳机、眼罩，每周更换治疗椅套。

5. 聆听音乐疗法也可采用集体化的音乐播放形式，如果参与的老人存在不同程度的听力障碍，统一选择合适的音量较为困难，可采用耳机的形式进行播放，但需注意的是，针对痴呆患者，耳机可能会增加其激越行为，在干预前应评估患者对耳机的耐受性。

6. 音乐曲目根据治疗效果结合老人的喜好或心理状态进行选择。音乐选择示例：

（1）失眠。选择节奏比较平稳、柔慢、宽广的镇静性音乐。聆听这些乐曲可以镇静松弛，治疗失眠、高血压、精神紧张等并能缓解疼痛。例：国外的音乐如勃拉姆斯的《摇篮曲》、德彪西的《月光》、圣-桑的《天鹅》、海顿的《小夜曲》、门德尔松的《仲夏夜之梦》等。国内的音乐如《二泉映月》《春江花月夜》《寒江月》《平湖秋月》《渔舟唱晚》《烛影摇红》等。

（2）头晕乏力、疲倦、体力下降。选择比较有节奏，轻松、流畅的音乐。因为身体和精神都比较疲倦，轻松流畅的音乐可以调节兴奋抑制过程，使其趋于平衡，加速疲倦的恢复，聆听这些乐曲可以振奋精神。例：《彩云追月》、《海顿组曲之水上音乐》、《蓝色的爱》、德彪西管弦乐曲《大海》、《百鸟朝凤》、《假日的海滩》、维尔瓦第《四季》中的《春》、舒曼交响曲《莱茵》、萨拉萨蒂《吉普赛之歌》、李斯特《爱之梦》第三曲。

（3）紧张、不安、易激动。选择曲调平稳、柔和、舒缓、轻松的音乐。舒缓、稳定的节奏具有放松镇静的作用，聆听这些音乐可以平复情绪。例：《寒鸭戏水》、《天鹅湖组曲》、《回家》、《雨打芭蕉》、《江南丝竹月》、《塞上曲》、《春江花月夜》、《平沙落雁》、《仙女牧羊》、《小桃红》、《水边的阿狄丽娜》、芭蕾组曲《火鸟》、芭蕾组曲《春之祭》、肖邦第六波罗涅兹《英雄》。

（4）烦乱、心悸、胸闷。选择比较活泼、有爆发力的乐曲，热烈欢快的曲调、活泼轻松的意境可以抒发心中的烦闷，性情欢畅的气氛可以使心境开阔。例：《月夜》、《梅花三弄》、《春之歌》、《春江花月夜》、贝多芬《第八交响乐》、巴赫《幻想曲和赋曲》、海顿第101交响曲《时钟》、奥芬巴赫《霍夫曼的船歌》、门德尔松《乘着歌声的翅膀》《E小调小提琴协奏曲》。

（5）情绪低落、消沉。消沉型的人往往比较缺乏自信，对生活比较悲观，宜选择宏伟、粗犷和令人振奋的"解郁性音乐"，其旋律优美多彩、欢乐活泼、起伏明显、节奏欢快清晰，乐风清新明亮。例：贝多芬《G大调小步舞曲》、莫扎特《浪漫曲》、勃拉姆斯《匈牙利舞曲第5号》、莫扎特《第十四交响曲》、舒伯特《魔王》，民族音乐包括《小夜曲》《二泉映月》《春天来了》《步步高》等。

五、操作流程及评分标准

项目		内容	分值	评分要点	得分
操作前准备	自身准备	1.熟悉音乐曲目和播放设备的使用。 2.了解参加本项目的老人的生活背景及爱好。 3.熟悉与老年人沟通的技巧。	5	操作者准备充分。	
	用物准备	治疗椅、音乐播放设备及音乐、耳机、眼罩、毛毯。	5	用物准备完善、设备正常。	
	环境准备	环境宽敞、安静,室内有遮光窗帘。	5	环境符合要求。	
	参与者准备	老人无明显不适症状,听力无障碍。	5	参与者符合要求。	
操作过程		1.接待前来参与活动的老人,主动向老人进行自我介绍、问好。	5	接待热情。	
		2.向老人介绍本次活动的主要内容及活动过程中的注意事项。	10	介绍耐心、详尽。	
		3.指引老人半躺在治疗椅上,根据老人需求将躺椅调整到合适的角度。 4.指导老人戴上眼罩或微闭双眼,四肢自然放松。 5.拉起窗帘,调暗光线,尽可能避免各种异响和干扰。	15	动作轻柔、恰当。	
		6.选择适合老人的音乐进行播放,音量从小逐步增大到适宜音量。治疗过程中,注意观察老人的情况。为进入睡眠状态的老人盖上薄毯,避免着凉。	15	音乐曲目、音量大小适宜,注意观察老人的情况,及时提供照护。	
		7.治疗结束时,轻拍老人的肩膀,告诉老人本次治疗已经结束,可以取下眼罩起身离开躺椅,对行动不便的老人协助其起身。	10	动作轻柔、恰当。	

项目	内容	分值	评分要点	得分
操作过程	8. 询问老人聆听音乐的感受，与有意愿再次参加活动的老人约定下次活动时间。 9. 与老人挥手告别，若有多位老人同时参加还可让老人们相互告别。	10	耐心、热情。	
	10. 切断电器电源，整理用物，耳机、眼罩用 75% 酒精消毒。	5	操作正确。	
	11. 评价活动效果，记录活动收获，及时调整活动方案。	5	记录及时、准确，评价客观。	
综合评价	言行举止礼貌规范、应变能力强，关心老人，注意老人安全。	5		
总分				

（张　菊）

第三节　简单乐器疗法

一、项目作用

通过简单的乐器演奏让老人在欣赏中身心愉悦，在亲自动手中产生兴趣获得自信心和一定的自豪感。在培养对音乐及乐器的兴趣的同时对日常生活产生积极乐观的影响。

二、操作前准备

1. 环境准备：准备一间大小适中、宽敞明亮且安静的房间，内置放桌椅若干。

2. 用物准备：一套音乐播放设备，三角铁、铜镲、沙锤、响板等简单易操作的乐器。

3. 参与者准备：老人无明显不适症状，双上肢活动正常，听力正常，能理解操作者的指令并进行配合。

4. 操作者自身准备：

（1）熟悉音乐播放设备的使用，对所准备的具体音乐曲目能做到适时并选择适宜的歌曲播放，对所准备的乐器有一定的了解且会简单地使用。

（2）对参加本项目的老人的生活背景、兴趣爱好有一定了解。

（3）熟悉与老年人沟通的技巧。

三、操作步骤

1. 提前在房间内播放一些老人们熟悉且节奏感较强的音乐，等待老人的到来。

2. 热情接待前来参与活动的老人，主动向老人进行自我介绍、问好。

3. 介绍老人们相互认识，鼓励老人边欣赏音乐边跟着节拍哼唱，建立良好的活动氛围。特别是对于一些内向、拘谨的老人，主动找其聊天或将其介绍给其他老人，使其尽快融入大家，不至于感到被冷落。

4. 操作者将所有的乐器放置在桌面上，让老人们认识各种乐器，可以通过直接向老人介绍或提问的互动方式认识各种乐器。

5. 示范每种乐器的使用方法，让老人感受每种乐器的声音与构造的不同。

6. 让老人们自主选择自己感兴趣的乐器，对较拘谨的老人可协助或鼓励其选择其中一种乐器。

7. 教授老人学会乐器使用方法，能跟随操作者节拍或音乐节拍敲打。

8. 在老人们基本掌握乐器的使用方法后，选择合适的音乐指导老人们进行一次合奏。让老人在相互配合演奏的过程中感受到自己是有能力的、是必不可少的，产生学会乐器的自信心和自豪感及自己被需要的幸福感，进而对乐器产生兴趣，对日后生活更乐观向往。

9. 活动结束时，操作者对老人的表现给予赞扬，并鼓励他们平日里也可多练习所学乐器。让老人们互相告别，可以以握手、拥抱等各种方式进行告别，增加互动。可约定下一次活动时间。

10. 记录活动收获，评价活动效果，及时调整活动方案。

四、操作注意事项

1. 本项目活动人数一般控制在 10 人以内为宜，操作者应注意活动现场安全。

2. 在乐器操作阶段，操作者应根据每位老人动手能力情况，选择合适的乐器和教授难度，避免老人因无法正确掌握乐器使用方法反而适得其反，产生自卑感。

3. 活动过程中如有老人没能跟上音乐节拍，操作者可参与示范及鼓励老人一起敲打。

4. 常见乐器介绍：

（1）三角铁。

三角铁是用细钢条弯制成等腰三角形的打击乐器（钢条首尾不相接）。演奏时将三角铁的绳环挂在左手食指上，再以左手拇指辅助握持举至胸前，右手持击槌。演奏时用击槌轻敲三角铁缺口对边中心点（此点为三角铁的中心点，声响匀称优美），或敲击底边的中心点（敲击此点比较简单，适合初学的老人）。三角铁是金属乐器，敲击一个声音后，它会持续发出共鸣声，所以要用左手五指指尖握持三角铁，以消除余音。敲击三角铁不同部位，其音高音色略不同，底边最低，等腰上段的音较高。

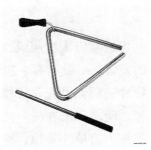

（2）铜镲。

铜镲，打击乐器，铜质，构造简单，镲体为一圆形金属板，中间隆起的半球形部分为"碗"或"帽"，顶部钻有小孔，用绸或布拴系。演奏时演奏者取站姿，双手各持一面镲，互击发声，也可左手提镲绳，右手执鼓槌敲击。

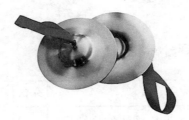

（3）沙锤。

属于摇奏体鸣乐器，一般归于打击类，通常为急板音乐或快奏音乐伴奏，起烘托气氛的作用。演奏时，演奏者左、右手各握一把沙锤，双手交替上下晃动，演奏出各种节奏音型。

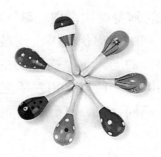

（4）响板。

属竹木体鸣乐器类，响板通常以木材制成，呈贝壳状，无一定音高，是利用两片响板互相撞击而发音。一般用右手演奏，使用一对响板时，左、右手各执其一。演奏时将两片响板像贝壳一样相对着挂在拇指上，用其余四指轮流弹击其中一片响板，使之叩击在另一片上发声。响板音色清脆、透亮，不仅可以直接为歌舞打出简单的节拍，而且可以奏出各种复杂而奇妙的节奏花样，别有一番特色。

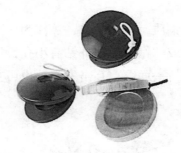

五、操作流程及评分标准

	项目	内容	分值	评分要点	得分
操作前准备	自身准备	1. 熟悉音乐播放设备的使用，对准备的音乐曲目有一定了解。 2. 对准备的乐器有一定的了解，会基本使用方法。 3. 评估参与项目老人的生活态度、兴趣爱好。 4. 熟悉与老年人沟通的技巧。	5	操作者准备充分。	

续　表

项目		内容	分值	评分要点	得分
操作前准备	用物准备	一套音乐播放设备，三角铁、铜镲、沙锤、响板等简单易操作的乐器。	5	用物准备完善、设备正常。	
	环境准备	准备一间大小适中、宽敞明亮且安静的房间，内置放桌椅若干。	5	环境符合要求。	
	参与者准备	老人无明显不适症状，双上肢活动正常，听力正常。	5	参与者符合要求。	
操作过程		1. 提前在房间内播放一些老人们熟悉且节奏感较强的音乐，等待老人的到来。	5	提前准备、音乐选择恰当。	
		2. 热情接待前来参与活动的老人，主动向老人进行自我介绍、问好。	5	热情、主动接待老人。	
		3. 介绍老人们相互认识、鼓励老人边欣赏音乐边跟着节拍哼唱，建立良好的活动氛围。	10	鼓励老人参与哼唱，活跃现场氛围。	
		4. 帮助老人们认识各种乐器。 5. 示范每种乐器的使用方法，让老人感受每种乐器的声音与构造的不同。 6. 教授老人学会乐器使用方法。 7. 在老人们基本掌握乐器的使用方法后，选择合适的音乐指导老人们进行一次合奏。	45	耐心、详细，注重互动和鼓励，调动老人参与热情。	
		8. 活动结束时，与老人们告别，并让老人们互相告别，可约定下一次活动时间。	5	注意与老人告别的同时让老人们相互告别。	
		9. 记录活动收获，评价活动效果，及时调整活动方案。	5	记录及时、准确，评价客观。	
综合评价		言行举止礼貌规范、应变能力强，关心老人，注意老人安全。	5		
总分					

（汪丽琪）

第四节　体感音乐治疗

一、项目作用

体感音乐治疗是通过"身体感知音乐"的方式，采用自然和谐的声波和人体细胞相互共振，激发有益的 α 脑波，使人获得身心愉悦与放松，有助于改善失眠、焦虑、抑郁等症状。

二、操作前准备

1. 环境准备：准备一间大小适中、宽敞明亮且安静的房间，房间内无明显视觉刺激物。

2. 用物准备：一套音乐体感治疗仪，设备完整，功能正常，设备音量开关为最低音量位置。

3. 参与者准备：老人无明显躯体不适症状和情绪起伏，听力正常。心脏疾病、放置心脏起搏器或支架、血栓等情况的老人慎用。

4. 操作者自身准备：熟悉音乐体感治疗仪的使用，能帮助老人选择合适的曲目，熟悉与老年人沟通的技巧。

三、操作步骤

1. 热情接待老人，主动向老人问好，做自我介绍。

2. 向老人介绍什么是音乐体感治疗仪及其功效，询问老人进行音乐体感治疗的意愿。

3. 协助愿意进行体感音乐治疗的老人躺上音乐体感治疗床，帮助老人选取舒适的卧位。

4. 让老人闭上眼睛，轻松呼吸。告诉老人在治疗过程中有任何不适可随时提出，以便及时调整或停止治疗。

5. 打开设备，播放音乐，逐渐提高声音刺激强度至老人能接受的有效强度。

6. 治疗中随时观察老人的反应，及时调整强度，治疗时间一般为20—40分钟。在治疗过程中，操作者宜安静地坐在治疗室，在陪同老人的同时不打扰他的体验，让老人感到安全与舒适，且不会有被监视感。治疗过程中老人可能会进入较深的放松状态，睡眠甚至会做梦，需为老人盖上薄被避免着凉。

7. 治疗结束时，逐渐降低音量至0。治疗结束时老人可能会有虚弱感，因此治疗停止后不要让老人马上离开，需要躺着休息2—3分钟，其间操作者可以给老人提供语言的支持与引导，给老人安全感。如果老人在治疗中进入睡眠状态，治疗结束后可以让老人做一些伸展运动或是在房间里适当活动后再离开治疗室。

8. 治疗结束后，与老人告别，必要时约定下次治疗时间。

9. 做好治疗记录。每次治疗完成后要清洁、检查设备，确保音量键在0的位置。

四、操作注意事项

1. 音乐的种类可根据老人的喜好来选择，在无选择的情况下可以采用安定音乐，安定音乐的特质是轻柔、平和、较慢的低音节奏，没有尖锐的音色和较强的重音，有利于缓解压力、促进平静和放松。

2. 治疗室内的灯光宜稍暗，创造幽静的环境，更有利于老人放松和舒适，以取得更好的治疗效果。

3. 音量键一开始应处于0的位置，以免打开设备时声音突然响起惊吓到老人。治疗时从较低音量开始，然后逐渐增强，在即将结束时再逐渐降低音量。

4. 治疗刚开始的时候，低频信号听起来比较柔和、舒适，老人不会感到不适，但一段时间后，老人可能会感觉声音比较强烈，操作者应随时观察老人的反应，及时调整强度。

5. 不同的心理和生理状态，老人需要的适宜刺激强度是不同的，每次刺激的强度要根据老人的实际状况来调整。

6. 对于某些不能很好用语言来表达体验的老人需要随时观察他们的反应，如面部表情和身体动作判断他们是否感到不适。

五、操作流程及评分标准

	项目	内容	分值	评分要点	
操作前准备	自身准备	熟悉音乐体感治疗仪的使用,能帮助老人选择合适的曲目,熟悉与老年人沟通的技巧。	5	操作者准备充分。	
	用物准备	一套音乐体感治疗仪,设备完整,功能正常,设备音量开关为最低音量位置。	5	用物准备完善、设备正常。	
	环境准备	准备一间大小适中、宽敞明亮且安静的房间,房间内无明显视觉刺激物。	5	环境符合要求。	
	参与者准备	老人无明显躯体不适症状和情绪起伏,听力正常。心脏疾病、放置心脏起搏器或支架、血栓等情况的老人慎用。	5	参与者符合要求。	
操作过程	1.热情接待老人,主动向老人问好,做自我介绍。		5	热情、主动。	
	2.向老人介绍什么是音乐体感治疗仪及其功效,询问老人进行音乐体感治疗的意愿。		5	详细、耐心介绍项目内容。	
	3.协助愿意进行体感音乐治疗的老人躺上音乐体感治疗床,帮助老人选取舒适的卧位。		5	动作轻柔,老人舒适卧位。	
	4.让老人闭上眼睛,轻松呼吸。告诉老人在治疗过程中有任何不适可随时提出,以便及时调整或停止治疗。		5	耐心,声音轻柔。	
	5.打开设备,播放音乐,逐渐提高声音刺激强度,至老人能接受的有效强度。		5	逐渐提高音量。	
	6.治疗中随时观察老人的反应,及时调整强度。操作者安静地坐在治疗室陪同老人,为需要的老人盖上薄被避免着凉。		20	陪伴,注意观察老人反应,避免着凉。	
	7.治疗结束时,逐渐降低音量至0。		5	操作时注意音量调节。	

项目	内容	分值	评分要点	
操作过程	8. 治疗停止后让老人躺着休息2—3分钟后再离开，其间操作者提供语言的支持与引导，给老人安全感。如果老人在治疗中进入睡眠状态，治疗结束后可以让老人做一些伸展运动或是在房间里适当活动后再离开治疗室。	10	治疗结束后能根据老人情况进行恰当的休息和活动指导。	
	9. 治疗结束后，与老人告别，必要时约定下次治疗时间。	5	热情与老人告别。	
	10. 做好治疗记录。每次治疗完成后要清洁、检查设备，确保音量键在0的位置。	10	记录及时、准确，评价客观。	
综合评价	言行举止礼貌规范、应变能力强，关心老人，注意安全。	5		
总分				

（张　菊）

第五节　团体音乐怀旧

一、项目作用

通过聆听过去的经典老歌来引发老人对过去生活事件和经历的回忆。通过回忆过去美好积极的经历给老人提供一般性的心理支持，缓解和改善老人的情绪状态，提高对生活的自信心。音乐回忆还有助于老年痴呆患者改善记忆功能。

二、操作前准备

1. 环境准备：准备一间大小适中、宽敞明亮且安静的房间，内置放桌椅若干。

2. 用物准备：一套音乐播放设备、各类经典老歌曲。

3. 参与者准备：老人无明显不适症状，听力正常。

4. 操作者自身准备：

（1）熟悉音乐播放设备的使用和各种经典歌曲，能适时选择适宜的歌曲播放。

（2）对参加本项目的老人的生活态度、兴趣爱好及生活背景有一定了解。

（3）熟悉与老年人沟通的技巧。

三、操作步骤

1. 在房间内播放一些熟悉的经典老歌，等待老人们的到来。

2. 热情接待前来参与活动的老人，主动向老人进行自我介绍、问好。鼓励先到的老人边欣赏歌曲边跟着哼唱。

3. 到达约定时间或参加项目的老人到齐后操作者可先给予一定的自由

时间让各位老人相互认识、相互了解。有的老人可能比较内向，一开始无法融进氛围中，我们要主动与老人交流，将他介绍给其他老人，使其尽快地融入团体中。

4. 建立良好的团体氛围后，安排所有的老人围坐在一起聆听某一首歌曲，可以跟着学习和哼唱。在聆听的过程中唤起老人对过往生活的回忆，也可通过提问引发老人的回忆和讨论。如：您还记得这首歌的名字吗？您是什么时候第一次听到这首歌的？还记得当时的情景吗？回想起那个时代，您有什么感觉，有怎样的心情？等等。让老人们各抒己见、畅所欲言，回忆过往的美好生活，在轻松自在的环境下表现自己。操作者根据老人对过往回忆的陈述适时地给予赞赏和肯定，提高老人的自信心。

5. 活动结束时，播放一些轻松的音乐帮助平复情绪。待老人们情绪稳定后，让其互相告别，可约定下一次活动时间。

6. 记录活动收获，评价活动效果，及时调整活动方案。

四、操作注意事项

1. 本项目有多位老人参加，操作者应关注到每位老人的情绪，特别是比较内向的老人，一开始无法融进团体时，操作者应主动与老人交流，将其介绍给其他老人，减轻孤独感，使其尽快融入团体。

2. 活动过程中能适时对不同老人从不同角度进行评价，使每一位老人都能感受到被认同的满足感。

3. 在回忆过程中应随时注意老人们的情绪，及时引导，防止老人情绪大起大伏。例如，当老人回忆到以前的不愉快生活而出现情绪不稳，如对过去清贫的日子感到悲伤时，操作者应从老人对过去回忆的描述中找到可以正性激励的场景，如清贫日子里开心快乐的时光和事件，从而将老人情绪重新拉回到平凡又温馨的感情之中。

4. 建议老人可以以握手、拥抱等各种方式进行告别，增加互动。

五、操作流程及评分标准

项目		内容	分值	评分要点	
操作前准备	自身准备	熟悉音乐曲目和播放设备的使用，对参与项目的老人的生活态度、兴趣爱好及生活背景有一定了解，熟悉老年人沟通的技巧。	5	操作者准备充分。	
	用物准备	一套音乐播放设备。	5	用物准备完善、设备正常。	
	环境准备	房间大小适中、宽敞明亮且安静，桌椅若干。	5	环境符合要求。	
	参与者准备	老人无明显不适症状，听力正常。	5	参与者符合要求。	
操作过程		1. 在房间内播放一些熟悉的经典老歌，等待老人们的到来。	5	歌曲播放适宜。	
		2. 热情接待前来参与活动的老人，鼓励先到的老人边欣赏边跟着哼唱。	10	热情接待、支持、鼓励老人。	
		3. 到达约定时间或参加项目的老人到齐后操作者可先给予一定的自由时间让各位老人相互认识、相互了解。主动与内向的老人交流，介绍他与其他老人认识。	20	活跃团体气氛，注重老人间互动和交流。	
		4. 安排所有的老人围坐在一起聆听某一首歌曲，可以跟着学习和哼唱。在聆听的过程中唤起老人对过往生活的回忆，也可通过提问引发老人的回忆和讨论。操作者根据老人对过往回忆的陈述适时地给予赞赏和肯定，提高老人的自信心。	30	活动组织安排有序，能适时引导、引发回忆，注重正性情绪的引导。	
		5. 活动结束时，播放一些轻松的音乐帮助老人平复情绪。让其互相告别，可约定下一次活动时间。	5	音乐选择恰当，注重老人间互动告别。	
		6. 记录活动收获，评价活动效果，及时调整活动方案。	5	记录及时、准确，评价客观。	

续 表

项目	内容	分值	评分要点	
综合评价	言行举止礼貌规范、应变能力强，关心老人，注意安全。	5		
总分				

（汪丽琪）

本章参考文献：

[1] 张鸿懿.音乐治疗学基础 [M].北京：中国电子音像出版社，2000：6.

[2] 张初穗.音乐与治疗 [M].台北：先知出版社，2002：22.

[3] 胡世红.特殊儿童的音乐治疗 [M].北京：北京大学出版社，2011：2.

[4] 陈菀.儿童音乐治疗理论与应用方法 [M].北京：北京大学出版社，2009：21–34.

[5] 陶功定，李殊响.适用音乐疗法 [M].北京:人民卫生出版社,2008: 8–18.

[6] 邱鸿钟.音乐心理与音乐治疗 [M].广州：广东高等教育出版社，2015：136–161.

[7] 张刃.音乐治疗 [M].北京：机械工业出版社，2016：76–80.

[8] 陈美玉.音乐治疗理论应用实践 [M].北京：人民卫生出版社，2012：120–134.

[9] David Aldridge.老年痴呆症的音乐治疗 [M].高天，译.北京：中国轻工业出版社，2014：92.

[10] Lord V M，Cave P，Hume V J，et a1．Singing teaching as a therapy for chronic respiratory disease a random ised controlled trial and qualitative evaluation[J]．BMC Pulmonary Medicine，2010，41（10）：1–7.

[11] Chan M F，et al.Effect o f music on depression levels and physiological

responses in community - based older adults[J].International Journal of Mental Health Nursing，2009，18（4）：285-294.

[12] Lin Y，Chu H，Yang C Y，et a1. Effectiveness of group music intervention against agitated behavior in elderly persons with dementia[J]. Int J Geriatr Psychiatry，2011，26（7）：670-678.

[13] Gerdner L A，Schoenfelder D P. Evidence-based guide-line. Individualized music for elders with dementia[J]. J Geronto1 Nurs，2010，36（6）：7-15.

[14] 潘习，白姣姣.音乐疗法在痴呆患者激越行为护理中的应用进展[J].护理学杂志，2013，28（19）：92-94.

[15] 张丽萍，张曼，张伯礼.音乐疗法机理浅析及其在失眠治疗中的应用[J].辽宁中医杂志，2010，37（3）：420-422.

[16] 张诗琪，赖锦玉，黄金月.音乐干预在痴呆症患者中的应用研究[J].中华护理杂志，2011，46（10）：1042-1045.

[17] Robb S L，Carpenter J S，Burns D S. Reporting guidelines for music-based interventions[J].J Health Psyehol，2010，16（2）：342-352.

[18] 文庆贤.音乐疗法对肌电图检查患者焦虑情绪及疼痛的影响[J].齐鲁护理杂志，2011，17（34）：47-48.

[19] 赵媛，王燕.音乐疗法在老年慢性病中的应用及研究进展[J].全科护理，2012，10（11）：3059-3060.

第四章　阅读疗法

第一节　概　述

一、概念

阅读疗法是运用生理学、医学和读者心理学的原理，通过有选择的读物和指导性阅读，寻找心理问题的答案和解决问题的方法，以此帮助读者排除心理困扰和心理障碍，疏解负面情绪，促进身心健康的一种方法。阅读疗法是一种辅助性的心理治疗方法，它并不直接教导读者怎么做才能解决他们目前所遭遇的情绪问题，而是让读者在接触合适的图书信息资源后，对其内容产生认同、净化和领悟，使其对目前所遭遇的困难产生新的认知和体会，进而解决自身所存在的问题。

二、阅读疗法的原理

对阅读疗法的作用机制有种种探索，从心理学的角度去解释阅读疗法的作用机制，主要可用共鸣、净化、领悟等学说进行解释。

共鸣是指读者在阅读过程中有意或无意地将人物的特征、经验、情感等和自己相对照，如找到吻合之处则产生认同和共振，从而获得情感上的支持，从焦虑、抑郁等负性情绪中解脱出来。

净化是指读者在作者设定的情景中体验恐惧、紧张和悲伤的同时，其内心的情绪被导向外部，使超负荷的抑制得到释放，情感得到净化，心态恢复平衡。净化说一般适合悲剧性作品，当读者在遭遇不幸或身处逆境时，通过对作品中的悲惨遭遇的阅读，让读者能重新思考人生的意义，更加理智、冷静地看待生活，以及更加从容沉着地面对压力，从而使心灵得到净化。

领悟是读者在经过共鸣、净化之后，对欣赏对象深层意蕴的追问和思索，一旦悟有所得，会使人格境界得到升华，豁然开朗、大彻大悟。但只有少数有知识勤思考的读者才能达到这一层次，更多读者阅读心理活动止于共鸣或净化。

三、阅读疗法的类型

根据对阅读疗法的认识角度不同，阅读疗法的分类也各不相同。

阅读疗法根据实施对象、实施者及治疗目的的不同可分为发展阅读疗法和临床阅读疗法。发展阅读疗法是指利用阅读活动来维护或健全读者的人格，或维护心理健康，应用对象主要是正常的个体，受过阅读和选书训练的人就可以成为指导者。临床阅读疗法是指通过阅读对生理或心理疾病进行辅助治疗，其实施者应该是临床医生或心理专家。

阅读疗法也可根据实施方式的不同分为以阅读者为中心的阅读疗法和交互式阅读疗法。以阅读者为中心的阅读疗法采用读者自我管理模式，读者利用指导者提供的文献自行进行阅读，通过自己的领悟达到教育的目的，指导者只帮助其对文献进行选择，基本不参与读者的阅读活动过程。交互式阅读疗法是指导者对读者的阅读进行全程的干预和管理以保证阅读质量，围绕读物进行指导性对话，通过人际交流鼓舞读者。

此外，随着科技的进步，文献的载体也更加多样化。如电脑、手机、便携式阅读器等使在线阅读比传统的纸质阅读的感官更舒适，更具趣味性、便捷性。多媒体阅读疗法可能成为今后阅读疗法的主流。

四、应用现状

阅读疗法在西方国家已经发展得比较成熟，医院、养老机构、图书馆、监狱等都有图书治疗设施，为精神疾病患者、躯体疾病患者、老年人、儿童、大学生、青少年、罪犯等各类人群提供阅读疗法服务。阅读疗法不仅对提高人的心理素质，提升人的认知能力，减轻焦虑、孤独、低自尊、抑郁情绪甚至减轻病痛有很大的帮助，还开阔了读者的视野，并且阅读疗法成本较低，操作性强。

国内阅读疗法也在逐渐兴起，主要应用于图书馆及大学生的心理健康促进，也在抑郁症、精神分裂症、焦虑、癌症、听力残疾、围手术期及住院患儿中进行应用。对老年患者的应用研究较少，主要包括通过阅读疗法提高老年人的主观幸福感和改善抑郁情绪。我们将在后面结合老年人特点和阅读疗法开展形式的不同设计纸质阅读疗法、有声阅读疗法和交互阅读疗法三种方式。

（汪丽琪）

第二节 基本知识

阅读疗法在实际操作过程中涉及许多要点和注意事项，本节简要介绍阅读疗法中的四个关键要素。

一、阅读疗法师的素质要求

阅读疗法根据实施对象和治疗目的的不同，对阅读疗法师的要求也不同。不管阅读疗法师的资质如何，国内学者王波认为理想的阅读疗法师其应具备以下素质：

1. 热情。

阅读疗法师应热爱阅读治疗，有钻研的决心和激情，其次，对读者应热情、积极主动。

2. 和蔼和知性。

优雅亲切的举止对治疗能起到引导和催化作用。而知性能给治疗对象带来权威感，有助于治疗过程的展开。

3. 负责。

阅读疗法看似安全，救人和杀人也只在读者意念正反之间。因此，阅读疗法师应具备认真负责的态度，在治疗过程中密切观察读者的反应，认真评估各阶段的治疗效果及治疗副作用，及时修正治疗策略，保证治疗效果。

4. 专业。

阅读疗法师应具备一些保健医学、预防医学、康复医学、精神病学、心理学、文学、图书馆学、文献学、社会学、教育学、传播学等知识，完善其知识结构，提升其专业能力。

二、基本技巧

1. 倾听。

阅读疗法师应具备倾听的技巧，倾听不仅要记住参与者说了什么内容，还要能听出话语的弦外之音，及通过读者细微的表达变化发现其蕴含的思想感情。

2. 交谈。

阅读疗法师应善于交谈，在交谈时应避免偏见和将自己的观念强加给读者。

3. 朗读。

阅读疗法师应学习一些朗读和演讲方面的技巧，具备一定的朗读技巧，可以提升朗读的感染力，进而改善治疗过程和治疗效果。

三、图书的选择

选书是阅读疗法中的关键环节，在选书过程中应注意：

1. 所选的图书应与读者的阅读能力相适应。

2. 所选图书关注的问题和读者面临的问题相匹配。

3. 应给读者提供既有一定数量又能保证质量的图书，保证方案的多样化。

4. 所选图书所描述的问题应该是有现实依据和可行的。

5. 所选图书的论述应该是辩证的，而非片面的观点。

此外，所选图书如果语言优美，图书信息表现形式丰富，可读性强，治疗效果会更好。

（汪丽琪）

第三节　纸质阅读疗法

一、项目作用

通过纸质阅读，感受书香气息，阅读适合的书本，能使老人的内心对阅读作品内容产生认同、净化和领悟，帮助老年人减轻负性情绪和孤独感，改善认知能力，减轻心理困扰，提高生活质量和幸福感。

二、操作前准备

1. 环境准备：提供明亮、安静、面积适宜、有阅读桌椅的房间作为阅读室，也可在老人房间内开展。

2. 用物准备：根据老人的兴趣爱好、阅读能力及心理特点选择适合老人的阅读材料，可以是新闻、诗歌、小说、散文等，材料内容以积极向上为宜。阅读材料字体宜稍大，适宜老人阅读。准备阅读所需的老花镜。

3. 参与者准备：老人无明显不适症状，能自己进行文字阅读。

4. 自身准备：提前对老人的身心状况进行评估，了解老人的阅读能力及兴趣爱好，熟悉阅读材料内容和与老年人沟通的技巧。

三、操作步骤

1. 主动向老人进行自我介绍，并简要说明本次来访的目的。

2. 询问老人阅读的意愿，带领有意愿的老人到阅览室挑选其感兴趣的阅读材料。提醒老人如有需要可以戴上自己的老花镜，也可使用阅览室备用的老花镜。

3. 根据老人意愿选择其喜欢的阅读地点，阅览室或是房间，天气好的时候也可以是室外。

4. 协助老人选择合适的材料进行阅读。阅读期间应尽量避免打搅老人，注意老人的身体及情绪状况，避免过于劳累和情绪激动。

5.阅读完毕后，必要时可给老人思考和回忆的时间。询问老人阅读后的感受，与老人交流阅读材料中的内容，引导老人打开心扉谈自己的真实感受，肯定老人积极正向的感悟。

6.阅读结束后，与老人一起将阅读材料放回原位，与老人约定下次阅读的时间并与老人亲切道别，必要时将老人送回房间。

7.整理好用物。对老人阅读情况进行评价，记录与老人交流的治疗收获，评价阅读治疗效果，及时调整阅读治疗方案。

四、操作注意事项

1.阅读时应注意老人的身体情况及情绪变化，若老人出现疲倦时可中断阅读，将老人送回休息。若阅读材料引起老人情绪明显变化时，应及时中断阅读并安抚老人情绪，待老人情绪平稳后再决定是否继续。

2.在交流过程中应尽量给予老人积极正向的评价，增加正性引导，减少负性情绪。

3.操作者也可陪伴老人一起阅读，增加老人的阅读兴趣。

4.对比较内向不愿意表达自己想法的老人，可主动向老人介绍自己在阅读时的感悟，引发老人讨论的兴趣和共鸣。

5.对于行动不便的老人也可以根据老人的兴趣，帮助其挑选部分阅读材料送到床旁供老人选择或将阅览室内的书目制作一份内容简介供老人参考选择。对老人特别喜爱的阅读材料可以复印一份置于其床头，方便其随时阅读。

五、操作流程及评分标准

项目		内容	分值	评分要点	得分
操作前准备	自身准备	提前对老人的身心状况进行评估，了解老人的阅读能力及兴趣爱好，熟悉阅读材料内容和与老年人沟通的技巧。	5	操作者准备充分。	
	用物准备	阅读材料、老花镜、纸、笔。	5	阅读材料适宜、用物准备完善。	

续 表

	项目	内容	分值	评分要点	得分
操作前准备	环境准备	明亮、安静、面积适宜、桌、椅。	5	环境符合要求。	
	参与者准备	老人无明显不适症状，能自己进行文字阅读。	5	参与者符合要求。	
操作过程	1. 主动向老人进行自我介绍，并简要说明本次来访的目的。		10	对待老人积极、主动、热情，表达清楚。	
	2. 询问老人阅读的意愿，协助老人挑选其感兴趣的阅读材料。提醒老人必要时戴上老花镜。		10	对待老人耐心、细心，适时提醒。	
	3. 根据老人意愿选择其喜欢的阅读地点。		5	环境选择适宜、注意老人安全。	
	4. 协助老人选择合适的材料进行阅读。		20	注意观察老人情绪及身体情况，能根据情况采取相应的应对措施。	
	5. 阅读完毕后，给老人思考和回忆的时间。询问老人阅读后的感受，与老人交流阅读材料中的内容。		20	交流恰当，能进行积极情绪的引导。	
	6. 阅读结束后，与老人一起将阅读材料放回原位，并将老人送回房间，与老人约定下次阅读的时间并与老人亲切道别。		5	对待老人态度温和、注意老人安全。	
	7. 对老人阅读情况进行评价，记录与老人交流的治疗收获，评价阅读治疗效果，及时调整阅读治疗方案。		5	记录及时、准确，评价客观。	
综合评价	言行举止礼貌规范、应变能力强，关心老人，注意安全。		5		
总分					

（汪丽琪）

第四节 有声阅读疗法

一、项目作用

通过有声阅读，朗读者悦耳的声音可促进老人放松，对阅读作品的共鸣可以帮助老人改善认知能力，释放负性情绪、减轻孤独感、减轻心理困扰，提高生活质量和幸福感。有声阅读尤其适用于视力减弱或识字少的老人。

二、操作前准备

1. 环境准备：提供安静、面积适宜的房间作为阅读室，也可以是老人床旁或户外。

2. 用物准备：适合老人的电子阅读材料及相应的播放设备，如手机、电脑、扩音器等，有条件可以准备助听器。

3. 参与者准备：老人无明显不适症状，无听力障碍。

4. 自身准备：提前对老人的身心状况进行评估，了解老人的阅读能力和兴趣爱好，收集适合老人的阅读材料，熟悉阅读材料内容和老年人沟通技巧。提前检查播放设备，保证后续正常播放。

三、操作步骤

1. 主动向老人进行自我介绍，并简要说明本次来访的目的。

2. 向老人介绍有声阅读，并询问老人的阅读意愿。

3. 为愿意进行有声阅读的老人选择合适的阅读地点。根据老人意愿和身体健康状况进行选择，可以是床旁、阅览室，也可以是户外。

4. 协助老人选择其感兴趣的内容进行播放，也可通过护理人员朗读阅读材料的形式进行有声阅读。

5. 播放完毕，关闭播放设备，必要时给老人适当沉浸回忆和感受的时间。

6. 询问老人对作品的感受，与老人聊聊作品中的内容，相互分享自己的心得和体会，引导老人打开心扉谈自己的真实感受，肯定老人积极正向的感悟。

7. 阅读结束后，与老人约定下次阅读的时间并与老人亲切道别，必要时将老人送回房间休息。

8. 整理好用物。对老人阅读情况进行评价，记录与老人交流的治疗收获，评价阅读治疗效果，及时调整阅读治疗方案。

四、操作注意事项

1. 阅读材料不宜过长，播放材料内容的语速应稍慢，吐字清晰。

2. 播放时应注意音量由小到大，直至适宜的音量为止。

3. 播放时注意老人的情绪变化和身体状况，出现情绪异常或老人感到疲惫时应暂停或终止播放，安抚老人情绪和适当休息。

4. 在交流过程中应尽量给予老人积极正向的评价。

5. 对比较内向不愿意表达自己想法的老人，可主动向老人介绍自己对这份阅读作品的感悟，引发老人共鸣和讨论的兴趣。

6. 对老人特别喜爱的阅读材料可以复制一份放在老人自己的播放设备中方便其随时进行有声阅读。

五、操作流程及评分标准

项目		内容	分值	评分要点	得分
操作前准备	自身准备	提前对老人的身心状况进行评估，了解老人的阅读能力及兴趣爱好，熟悉阅读材料内容和与老年人沟通的技巧。	5	操作者准备充分。	
	用物准备	电子阅读材料、助听器、播放设备（手机、电脑、扩音器等）。	5	阅读材料适宜、用物准备完善。	
	环境准备	提供安静、面积适宜的房间作为阅读室，也可以是老人床旁或户外。	5	环境符合要求。	
	参与者准备	老人无明显不适症状，无听力障碍。	5	参与者符合要求。	

续 表

项目	内容	分值	评分要点	得分
操作过程	1. 主动向老人进行自我介绍，并简要说明本次来访的目的。	5	对待老人积极、主动、热情。	
	2. 向老人介绍有声阅读，并询问老人的阅读意愿。	10	态度温和、介绍、询问耐心。	
	3. 为愿意进行有声阅读的老人选择合适的阅读地点。	5	地点选择合适，注意老人安全。	
	4. 协助老人选择其感兴趣的内容进行播放，也可通过护理人员朗读阅读材料的形式进行有声阅读。	15	材料选择合适，注意老人的情绪变化和身体状况。朗读时注意音量、语速和吐字的调节。	
	5. 播放完毕，关闭播放设备，必要时给老人适当沉浸回忆和感受的时间。	5	保持安静，注意老人情绪变化。	
	6. 询问老人对作品的感受，与老人聊聊作品中的内容，相互分享自己的心得和体会，引导老人打开心扉谈自己的真实感受，肯定老人积极正向的感悟。	20	沟通交流良好，进行积极正向引导。	
	7. 阅读结束后，与老人约定下次阅读的时间并与老人亲切道别，必要时将老人送回房间休息。	5	亲切告别，注意老人安全。	
	8. 整理好用物。对老人阅读情况进行评价，记录与老人交流的治疗收获，评价阅读治疗效果，及时调整阅读治疗方案。	10	整理有序，记录及时、准确，评价客观。	
综合评价	言行举止礼貌规范、应变能力强，关心老人，注意安全。	5		
总分				

（汪丽琪）

第五节　交互式阅读疗法

一、项目作用

以团体活动的形式，通过老人对喜欢的阅读作品的相互分享、与同伴互相交流感悟，提高老人的阅读兴趣，帮助老人减轻负性情绪和孤独感、减轻心理困扰，提高生活质量和幸福感。在团体活动中，给老人自我展示的机会，增加老人的自我价值感和自信心。

二、操作前准备

1. 环境准备：提供安静、明亮、面积适宜的房间作为活动室，房间内有可围成一圈的活动桌椅若干。

2. 用物准备：适合老人的阅读材料、温水。

3. 参与者准备：老人无明显躯体不适症状，无听力障碍且识字，能通过语言进行交流。

4. 自身准备：提前对老人的身心状况进行评估，了解老人的阅读能力及兴趣爱好，提前邀请几位老人准备自己喜欢的阅读材料与他人分享。熟悉阅读材料内容和与老年人沟通的技巧。

三、操作步骤

1. 主动向老人进行自我介绍、问好，并简要说明本次来访的目的。

2. 向老人介绍团体阅读活动的目的和主要内容，询问老人参与的意愿，鼓励老人积极参加，鼓励其带自己喜欢的阅读作品与他人分享。

3. 带领愿意参与团体阅读活动的老人进入活动场地，引导老人们坐在围成圈的椅子上，若天气好也可安排在户外进行，为老人们备好温开水供其饮用。

4. 向参与活动的老人介绍本次进行阅读作品分享的老人。

5. 以自愿或一定顺序让愿意分享的老人展示自己喜欢的阅读作品内容并谈谈自己的阅读感悟。

6. 分享结束后，向给予作品分享的老人表示感谢和肯定。

7. 引导老人们进行交流和讨论，分享自己喜欢的片段、感悟或见解。鼓励老人们自由交流、讨论，通过彼此之间的交流，可更加深入地理解作品，加强老人间的关系。

8. 活动结束后，操作者把阅读内容和老人的感悟进行总结，并借用阅读材料的观点或是对老人在活动中的表现进行正性激励。

9. 带领老人们互相击掌，以为自己在活动中的表现喝彩等形式结束本次活动。

10. 亲切告别，可约定下一次的活动时间，对行动不便或需要帮助的老人协助将其送回房间休息。

11. 对本次阅读活动情况进行总结，记录与老人交流的治疗收获，评价阅读治疗效果，根据情况调整阅读治疗活动方案。

四、操作注意事项

1. 活动过程中应注意保证老人安全，注意观察各位老人的表现，及时进行正性引导，培养积极、乐观的心态。

2. 每位老人发言之前操作者应带头鼓掌鼓励老人，无论老人讲得如何，都要给予赞扬和鼓励。

3. 有的老人在朗读自己喜欢的作品时出现过于紧张或有些字不会念的情况，操作者要从旁帮助与鼓励老人，可以与老人合作共同完成朗读。

4. 讨论时若出现老人拘谨不愿意发言等情况时，操作者可通过自己带头发表见解、抛出可以引起大家讨论的议题、让性格开朗善言辞的老人先发言等方式活跃活动氛围。

5. 交流时应注意老人的情绪变化，如激烈讨论出现情绪激动时操作者要及时调节缓和气氛。老人感到疲劳时应及时送老人回房休息。

五、操作流程及评分标准

项目		内容	分值	评分要点	得分
操作前准备	自身准备	评估老人的身心状况，了解老人的阅读能力及兴趣爱好，提前邀请几位老人准备自己喜欢的阅读材料，熟悉阅读材料内容和与老年人沟通的技巧。	5	自身准备充分。	
	用物准备	阅读材料、水。	5	阅读材料准备恰当、用物充足。	
	环境准备	提供安静、明亮、面积适宜的房间作为活动室，房间内有可围成一圈的活动桌椅若干。	5	环境符合要求。	
	参与者准备	老人无明显躯体不适症状，无听力障碍且识字，能通过语言进行交流。	5	参与者符合要求。	
操作过程		1. 主动向老人进行自我介绍、问好，并简要说明本次来访的目的。	10	对待老人积极、主动、热情，态度温和且耐心。注意老人安全。	
		2. 向老人介绍团体阅读活动的目的和主要内容，询问老人参与的意愿，鼓励老人积极参加，鼓励其带自己喜欢的阅读作品与他人分享。	10		
		3. 带领老人进入活动场地，为老人们备好温开水供其饮用。	10		
		4. 介绍本次进行阅读作品分享的老人。	5		
		5. 以自愿或一定顺序让愿意分享的老人展示自己喜欢的阅读作品内容并谈谈自己的感悟。	10	安排有序，鼓励、支持老人，营造良好氛围。注意老人的情绪变化和身体状况。	
		6. 引导老人进行交流和讨论，分享自己喜欢的片段、感悟或见解。	10		
		7. 活动结束后，操作者进行总结，并借用阅读材料的观点或是对老人在活动中的表现进行正性激励。	5	声音响亮，注重正性情绪引导。	

续 表

项目	内容	分值	评分要点	得分
操作过程	8. 带领老人们互相击掌，以为自己在活动中的表现喝彩等形式结束本次活动。	5	做好示范营造氛围。	
	9. 亲切告别，可约定下一次的活动时间，对行动不便或需要帮助的老人协助将其送回房间休息。	5	亲切微笑告别。	
	10. 对本次阅读活动情况进行评价，记录与老人交流的治疗收获，评价阅读治疗效果，根据情况调整阅读治疗活动方案。	5	记录及时、准确，评价客观。	
综合评价	言行举止礼貌规范、应变能力强，关心老人，注意安全。	5		
总分				

（汪丽琪）

第六节　推荐书目举例

一、孤独

《孤独者的心灵漫步》，张艾君，华龄出版社 2005 年版。

《平凡的世界》，路遥，北京十月文艺出版社 2009 年版。

《一个人的晚年》，保坂隆，机械工业出版社 2012 年版。

《玛格丽特夫人的圣诞夜》，[英] 迪亚·德斯贾汀，南京师范大学出版社 2014 年版。

二、抑郁

《善待失意　活出诗意》，于海英，中国广播电视出版社 2010 年版。

《活着》，余华，作家出版社 2010 年版。

《我的十年抑郁奋斗史》，冷馨儿，济南出版社 2008 年版。

《与快乐牵手》，秋薇，中国电影出版社 2008 年版。

《伯恩斯新情绪疗法》，[美] 戴维·伯恩斯，中国城市出版社 2011 年版。

《幸福之路》，[英] 伯特兰·罗素，陕西师范大学出版社 2003 年版。

三、失能

《我与地坛》，史铁生，人民文学出版社 2011 年版。

《钢铁是怎样炼成的》，[苏] 奥斯特洛夫斯基，湖南文艺出版社 2011 年版。

《假如给我三天光明》，[美] 海伦·凯勒，华文出版社 2002 年版。

《人生不设限》，[澳大利亚] 力克·胡哲，天津社会科学院出版社 2011 年版。

《花逝》，[日] 渡边淳一，文化艺术出版社 2004 年版。

《老人与海》，[美] 海明威，星球地图出版社 2015 年版。

《生命的重建》，[美] 路易斯·海，中国宇航出版社 2008 年版。

四、失智

选择老人患病前或年轻时喜欢阅读的书籍。

五、缺乏自信

《恰如其分的自尊》，[法] 克里斯托弗·安德烈、弗朗索瓦·乐洛尔，生活·读书·新知三联书店、生活书店出版有限公司 2015 年版。

《心态决定命运》，邢群麟，华文出版社 2009 年版。

《生命如一泓清水》，俞敏洪，群言出版社 2011 年版。

《自卑与超越》，[奥] 阿尔弗雷德·阿德勒，吉林出版集团 2015 年版。

《人性的弱点》，[美] 戴尔·卡耐基，中国妇女出版社 2006 年版。

《人性的优点》，[美] 戴尔·卡耐基，重庆出版集团 2010 年版。

本章参考文献：

[1] 王波 . 阅读疗法概念辨析 [J]. 图书情报知识，2005（1）.

[2] 王波，傅新 . 阅读疗法原理 [J]. 图书馆，2003（3）.

[3] 郭汉萍，郭胜华，刘锐，等 . 阅读疗法在临床应用的研究进展 [J]. 中华护理杂志，2006，41（9）.

[3] 刘双，李峥 . 阅读疗法在抑郁患者中的应用进展 [J]. 中华护理杂志，2015，50（1）.

[4] 李慧菊，韦凤美，阎文，等 . 阅读疗法能改善养老机构老年人的主观幸福感 [J]. 中国老年学杂志，2012，32（17）.

[5] 陈艳秋 . 关于阅读疗法的几点探讨 [J]. 现代医院，2011，11（9）.

[6] 唐俐，李文芳，李晓玲 . 阅读疗法在疗养期间的应用 [J]. 中国疗养医学，2014，23（6）.

[7] 刘刘青 . 安徒生童话在阅读疗法中的价值和应用 [J]. 大学图书情报学刊，2014，32（6）.

[8] 杨蔚君，吉玲竹 . 以听为媒学习阅读 [J]. 太原师范学院学报（社会科学版），2011，10（6）.

[9] 孙洪, 邹晶. 大学图书馆阅读疗法书目的选择 [J]. 科技情报开发与经济，2012，22（3）.

[10] 张卫华. 农业院校读者呼唤阅读疗法 [J]. 郑州牧业工程高等专科学校学报，2011，31（4）.

[11] 陈晓凤，董蓉蓉，薛雅卓，等. 国内阅读疗法应用于护理研究的文献计量分析 [J]. 泰山医学院学报，2015，36（3）.

[12] 杜彦峰. 高校图书馆开展阅读疗法策略研究 [J]. 晋图学刊，2014（6）.

[13] 刘洋，衣运玲，沙丽艳. 阅读疗法在护理教育领域的应用 [J]. 中华护理教育，2016，13（9）：709-712.

[14] 王波. 阅读疗法 [M]. 北京：海洋出版社，2014：46-61，202-216.

[15] 夏莹. 基于阅读疗法的医学图书馆健康养老服务研究 [J]. 医学信息学杂志，2018，39（1）：77-80.

[16] 王万清. 读书治疗 [M]. 广州：广州世界图书出版公司，2003.

[17] John T Pardeck，Jean A Pardeck. Bibliotherapy – A Clinical Approach for Helping Children[M].Singapore：Gordon and Breach science publisher，1993.

第五章 运动疗法

第一节 概 述

一、概念

运动疗法以运动学、生物力学和神经发育学为基础，借助于作用力和反作用力进行治疗，医学方面的运动即指凭借患者自身力量或应用器械或治疗师的辅助操作进行一定的运动训练，其主要目的是恢复或改善患者的躯体、生理、心理或整体的功能障碍。

二、作用

经过国内外大量研究表明，运动疗法可提高人体机能，如促进血液循环、增强肌肉的力量与耐力、提高血氧运输能力，有助于改善或消除慢性病患者的不适症状。同时，运动还有助于疏导负性情绪，矫治心理失衡，提高心理适应能力，促进身心康复，降低各种疾病的病死率，提高患者的生活质量。

三、应用现状

运动疗法是康复医学中最主要、最基本的治疗措施之一。鉴于运动的作用，其已引起医学界的关注，并作为一项辅助性治疗措施，已广泛应用于康复医学、糖尿病、心血管疾病、骨质疏松、精神病学等领域，且获得了较好的效果。

运动疗法在老年人群中主要用于老年骨质疏松、老年糖尿病、老年帕金森病、阿尔茨海默病、老年抑郁等患者。运动疗法可提高老年骨质疏松患者的骨密度及运动的灵活性,减少骨质疏松引起的跌倒及骨折的发生率,提高患者的生活质量。运动疗法可增加老年糖尿病患者对胰岛素的敏感性,降低血糖,降低血脂及血压,增强心肺功能和缓解压力,保持情绪愉悦。有研究将运动疗法联合药物治疗老年帕金森病患者,发现能显著提高患者的认知功能,缓解抑郁症状,提高其生活质量。也有学者将认知联合运动疗法干预阿尔茨海默病及轻度认知障碍的研究进行 Meta 分析,发现治疗组的简易精神状态检查量表(MMSE)评分、认知功能、日常生活能力、抑郁水平、言语流利性、独立站立与平衡能力与对照组比较均有所改善。还有研究通过运动疗法对养老机构老年人的抑郁症状进行干预,认为干预后老人的抑郁症状较干预前降低。此外,运动疗法还能有效降低 ICU 老年机械通气患者谵妄发生率,缩短谵妄发生时间、机械通气时间和 ICU 住院时间,优化患者临床结局。

四、分类

依照动作完成的用力情况,运动疗法可分为主动、被动、助力与抗阻四大类运动。运动疗法的开展形式也是多种多样,包括肢体锻炼、渐进阻力训练、放松运动、步行、平衡和柔韧性训练、力量训练、有氧运动、日常生活能力训练、太极拳、瑜伽、八段锦等。本章节结合常见的运动疗法和老年人特点,设计了手指操、拍手操、颈肩部活动操、腿部肌肉训练操、腰部锻炼操、轮椅健身操六项操作。

(汪丽琪　刘炳炳)

第二节　手指操

一、项目作用

手指操利用手指运动及按摩，刺激手指穴位及大脑，促进血液循环，增加手指的灵活性，可以预防或改善老年人的认知能力、日常生活自理能力的下降，同时，也可消除疲劳，减轻精神负担，缓解紧张情绪。

二、操作前准备

1. 环境准备：为老人提供一个安静、整洁、轻松、舒适、安全的环境。
2. 用物准备：餐巾纸、坐凳、温开水。
3. 参与者准备：老人无明显躯体不适及不良情绪，手部功能良好，能配合进行操作。
4. 自身准备：熟悉操作流程，用温水洗净自身双手并擦干。评估老人的一般情况，如有无身体不适、是否剪短指甲等。

三、操作步骤

1. 操作者向老人做自我介绍，说明手指操的目的、意义、操作流程及注意事项。
2. 用平静、缓和的语言与老人聊天来诱导其放松，并在此过程中了解老人接受手指操的意愿等。
3. 进行手指操前让老人饮温开水一杯（约250mL），并用温水洗净双手。
4. 协助老人取合适体位，以老人感到舒适、方便操作为宜。
5. 手指操做法：
（1）准备动作，按摩手心、手背。手指伸直，掌心相对，左右手相搓，接着用右手掌按摩左手背，左手掌按摩右手背，相互交替直到双手摩擦发热为止。

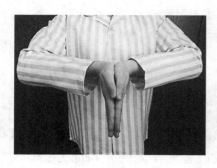
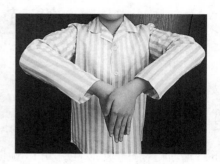

（2）张指。将肘抬到与胸同高的位置，双手掌心相对，十指使劲张开再使劲攥拳。

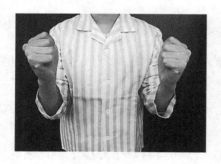
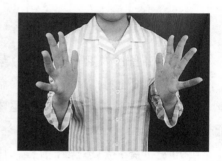

（3）抓指。将肘抬到与胸同高的位置，双手掌心朝下，以双臂带动双手做抓拉动作。

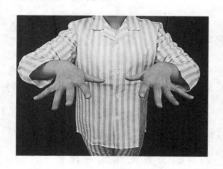
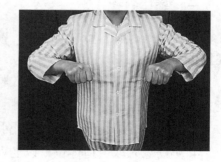

（4）数指、伸指。双手同时张开手指自然伸直，从小指开始，依次用力弯曲；再依次展开。

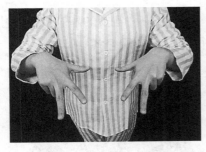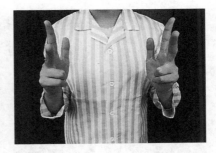

（5）点指。双手掌心相对，十指依次互相点击。左右手同名手指点击时，其他手指不能接触。

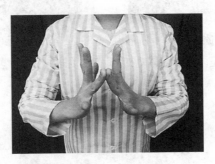

（6）压指。双手指尖相对，用力对压。

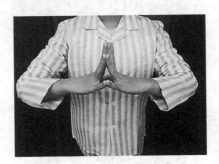

（7）击指根。双手交叉相对，用力弹击指根。

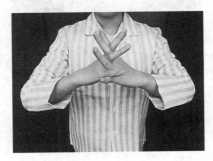

（8）捏指。用一手拇指、食指逐一互捏另一手各指的左右两侧或上、下两侧，按从指根到指尖的顺序分别进行侧捏、前后捏各一遍。

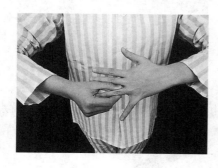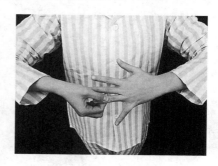

（9）拉指。将腕肘抬到与胸同高的位置上，先由右手依次用力拉拽左手各手指，再由左手依次用力拉拽右手各手指。

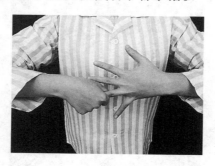

（10）勾指。将腕肘抬到与胸同高的位置上，双手指相拉进行对抗。

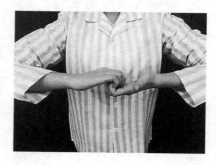

（11）推掌。双手十指交叉，掌心向下做按压运动；然后掌心朝外做手掌外推、内收运动。

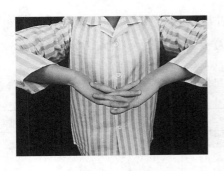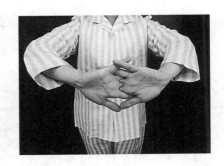

（12）转腕、压腕。双手合十，做内旋外旋运动；然后进行左侧压腕和右侧压腕运动。

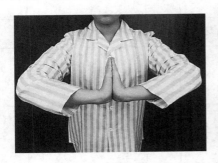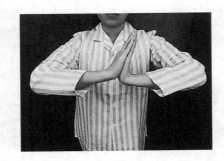

（13）甩手。双臂微微弯曲，手指自然下垂，掌心对应胸部，用小臂带动手腕用力甩动手指。

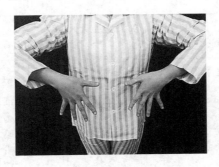

6. 操作结束后，询问老人的感受，并嘱咐老人用温水洗手，休息。

四、操作注意事项

1. 每节做 4 个 8 拍（或 10 拍），每天上午、下午各进行一次。

2. 鼓励老人独立完成手指操，循序渐进，逐渐增加次数。

3.手指操结束后避免立即用冷水冲洗双手及开窗吹风，以免受凉。

4.操作者应富有爱心和同情心，关心老人，能与老人沟通良好。

五、操作流程及评分标准

项目		内容	分值	评分要点	得分
操作前准备	自身准备	熟悉操作流程，用温水洗净自身双手并擦干。评估老人的一般情况，如剪短指甲等。	3	自身准备完善、评估到位。	
	用物准备	餐巾纸、坐凳、温开水。	3	用物准备符合项目要求。	
	环境准备	安静、整洁、轻松、舒适的环境。	4	环境符合要求。	
	参与者准备	老人无明显躯体不适及不良情绪，手部功能基本完好，能配合进行操作。	4	参与者符合要求。	
操作过程	1.操作者向老人做自我介绍，并说明手指操的目的、意义、操作流程及注意事项。		5	主动、热情地向老人进行自我介绍，并说明操作相关内容。	
	2.用平静、缓和的语言与老人聊天来诱导其放松，并在此过程中了解老人接受手指操的意愿等。		5	对待老人态度温和，观察细心。	
	3.征得老人同意后，操作前让老人饮温开水一杯（约250mL），并用温水洗净双手。		4	注意水温适宜，避免烫伤老人。	
	4.协助老人取合适体位，以老人感到舒适、方便操作为宜。		5	取站位或坐位。	
	5.手指操做法： （1）准备动作，按摩手心、手背。手指伸直，掌心相对，左右手相搓，接着用右手掌按摩左手背，左手掌按摩右手背，相互交替直到双手摩擦发热为止。 （2）张指。将肘抬到与胸同高的位置，双手掌心相对，十指使劲张开再使劲攥拳。 （3）抓指。将肘抬到与胸同高的位置，双手掌心朝下，以双臂带动双手做抓拉动作。 （4）数指、伸指。双手同时张开手指自然伸直，从小指开始，依次用力弯曲；再依次展开。		52	1.每节做4个8拍（或10拍），每天上午、下午各进行一次。 2.鼓励老人独立完成手指操，循序渐进，逐渐增加次数。 3.操作者应富有爱心和同情心，关心老人，能与老人有较好的沟通。	

续 表

项目	内容	分值	评分要点	得分
操作过程	（5）点指。双手掌心相对，十指依次互相点击。左右手同名手指点击时，其他手指不能接触。 （6）压指。双手指尖相对，用力对压。 （7）击指根。双手交叉相对，用力弹击指根。 （8）捏指。用一手拇指、食指逐一互捏另一手各指的左右两侧或上下两侧，按从指根到指尖的顺序分别进行侧捏、前后捏各一遍。 （9）拉指。将腕肘抬到与胸同高的位置上，先由右手依次用力拉拽左手各手指，再由左手依次用力拉拽右手各手指。 （10）勾指。将腕肘抬到与胸同高的位置上，双手指相拉进行对抗。 （11）推掌。双手十指交叉，掌心向下做按压运动；然后掌心朝外做手掌外推、内收运动。 （12）转腕、压腕。双手合十，做内旋、外旋运动；然后进行左侧压腕和右侧压腕运动。 （13）甩手。双臂微微弯曲，手指自然下垂，掌心对应胸部，用小臂带动手腕用力甩动手指。	52		
	6. 操作结束后，询问老人的感受，并嘱咐老人用温水洗手，避免立即用冷水冲洗双手及开窗吹风，以免受凉。	5	关心老人，宣教到位。	
	7. 记录与老人交流的治疗收获，评价治疗效果，必要时调整治疗方案。	5	记录及时、准确，评价客观。	
综合评价	言行举止礼貌，动作轻柔规范，关心老人，注意老人安全。	5		
总分				

（刘炳炳）

第三节　拍手操

一、项目作用

通过拍手的锻炼活动，可促进手部与脑部的血液循环，延缓脑神经的衰老，提高老年人的认知与日常生活活动能力，同时，也可增强手部灵活性，消除疲劳，减轻精神负担、缓解紧张情绪，促进身心健康。

二、操作前准备

1. 环境准备：为老人提供一个安静、宽敞、明亮、整洁、安全的环境，可适时播放轻松欢快的音乐等待老人的到来。

2. 用物准备：坐凳（必要时准备一套音乐播放设备）。

3. 参与者准备：老人无明显躯体不适及不良情绪，手部功能良好，能配合进行操作。

4. 自身准备：熟悉操作流程，用温水洗净自身双手并擦干。评估老人的一般情况，如是否剪短指甲等。

三、操作步骤

1. 操作者向老人做自我介绍，说明拍手操的目的、意义、操作流程及注意事项。

2. 了解老人进行拍手操的意愿，与愿意进行拍手操活动的老人约定时间和活动地点。提醒老人在活动前可先饮适量温开水（一般250mL为宜），洗净双手。

3. 提前在活动场地播放轻松欢快的音乐，等待老人的到来。

4. 主动与来到活动场地的老人打招呼，可介绍老人们相互认识，到达约定活动时间后开始活动。

5. 根据老人意愿取合适体位，可坐位或站位，以舒适、方便操作为宜。

6. 指导老人进行拍手操练习，具体操作方法如下（如图示）：

（1）合掌拍手：将双手的十指对齐用力拍。

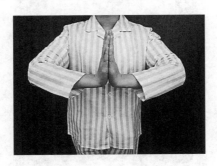

（2）手指尖拍手：将双手的十指分开，十指指尖对齐拍。

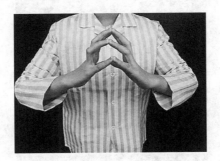

（3）手心拍手：将双手的十指向外伸直，只用手心拍掌。

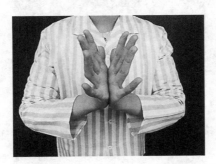

（4）拳头拍手：握紧双拳，用两手的手指指尖对齐的部分拍手。

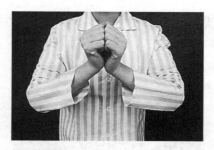

（5）手指拍手：将两手的手心相对，两手的手心分开，手指闭合，让手指拍手。

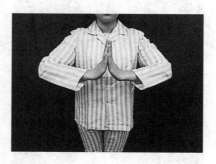

（6）颈后拍手：将双手向后抬起，十指并拢，放在颈后拍手。

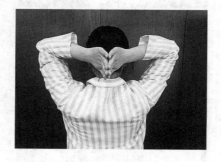

（7）手背拍手：将双手放在胸前稍下，用一只手拍打另一只手的手背。

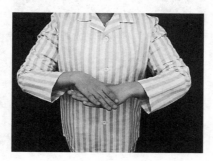

7.活动结束后，对老人的表现进行赞赏和鼓励，询问老人在活动中的感受，可以与愿意再次进行活动的老人约定下次活动时间。告知老人避免立即用冷水冲洗双手及开窗吹风，以免受凉。

8.与老人告别，记录活动情况，及时调整活动的方案。

四、操作注意事项

1.根据老人身体健康状况决定拍手操的次数和时间，循序渐进，逐渐增加次数。

2.拍手操一般在饭后 1 小时后进行，不宜饭后立即练习。

3.练习拍手操时，能正常行走的老人也可采用边走边拍，使全身气血顺畅，但行走过程中应注意安全，避免碰撞和损伤。

4.在活动中，对老人应耐心多次指导，积极鼓励。

五、操作流程及评分标准

项目		内容	分值	评分要点	得分
操作前准备	自身准备	熟悉操作流程，用温水洗净自身双手并擦干。评估老人的一般情况，如剪短指甲等。	4	自身准备充分，评估到位。	
	用物准备	坐凳（必要时准备一套音乐播放设备）。	4	用物准备完善。	
	环境准备	宽敞、明亮、整洁的环境，可播放轻松欢快的音乐，建立良好的活动氛围。	4	环境准备符合要求。	
	参与者准备	老人无明显躯体不适及不良情绪，手部功能良好，能配合进行操作。	4	参与者符合要求。	
操作过程		1.操作者向老人做自我介绍，并说明拍手操的目的、意义、操作流程及注意事项。	5	主动、热情地向老人进行自我介绍，并说明操作相关内容。	
		2.了解老人进行拍手操的意愿，与愿意进行拍手操活动的老人约定时间和活动地点。提醒老人在活动前可先饮适量温开水，洗净双手。	5	尊重老人意愿，适时提醒相关注意事项。	

项目	内容	分值	评分要点	得分
操作过程	3. 提前在活动场地播放轻松欢快的音乐，等待老人的到来。	4	音乐选择恰当，等待耐心。	
	4. 主动与来到活动场地的老人打招呼，可介绍老人们相互认识，到达约定活动时间后开始活动。	5	对待老人态度温和，友好。	
	5. 根据老人意愿取合适体位，可以是坐位或站位。	5	以舒适、方便操作为宜。	
	6. 指导老人进行拍手操操作练习，拍手操具体操作方法如下： （1）合掌拍手：将双手的十指对齐用力拍。 （2）手指尖拍手：将双手的十指分开，十指指尖对齐拍。 （3）手心拍手：将双手的十指向外伸直，只用手心拍掌。 （4）拳头拍手：握紧双拳，用两手的手指尖对齐的部分拍手。 （5）手指拍手：将两手的手心相对，两手的手心分开，手指闭合，让手指拍手。 （6）颈后拍手：把双手向后抬起，十指并拢，放在颈后拍手。 （7）手背拍手：将双手放在胸前稍下，用一只手拍打另一只手的手背。	45	能根据老人情况决定拍手操的次数和时间，循序渐进，逐渐增加次数。在活动中，注意老人安全，对老人应耐心多次指导，积极鼓励。	
	7. 活动结束后，对老人的表现进行赞赏和鼓励，询问老人在活动中的感受，可以与愿意再次进行活动的老人约定下次活动时间告知老人避免立即用冷水冲洗双手及开窗吹风，以免受凉。	5	关心老人，宣教到位。	
	8. 与老人告别，记录活动情况，及时调整活动的方案。	5	记录及时、准确，评价客观。	
综合评价	言行举止礼貌，动作轻柔规范，关心老人，注意老人安全。	5		
总分				

（刘炳炳）

第四节 颈肩部活动操

一、项目作用

通过颈肩部的锻炼，可促进颈肩部的血液循环，放松颈肩部的肌肉，促进颈肩部活动，同时还可缓解疲劳，缓解颈肩部疼痛，改善不良情绪。

二、操作前准备

1. 环境准备：为老人提供一个安静、宽敞、明亮、整洁、安全的环境，可适时播放轻松、舒缓的音乐，等待老人的到来。

2. 用物准备：坐凳（必要时准备一套音乐播放设备）。

3. 参与者准备：老人无明显躯体不适及不良情绪，能配合进行操作。

4. 自身准备：熟悉操作流程，用温水洗净自身双手并擦干。评估老人的一般情况，如肩颈部是否疼痛等。

三、操作步骤

1. 操作者向老人做自我介绍，说明颈肩部活动操的目的、意义、操作流程及注意事项。

2. 了解老人进行颈肩部活动操的意愿，与愿意进行颈肩部活动操活动的老人约定时间和活动地点。提醒老人在活动前可先饮适量温开水（一般以 250mL 为宜）。

3. 提前在活动场地播放轻松欢快的音乐，等待老人的到来。

4. 主动与来到活动场地的老人打招呼，可介绍老人们相互认识，到达约定活动时间后开始活动。

5. 根据老人意愿取合适体位，可坐位或立位，以舒适、方便操作为宜。

6. 指导老人进行颈肩部活动操练习，具体操作方法如下：

（1）先做缓慢的深呼吸，头向左边转使眼睛看向左肩，再向右边转使眼睛看向右肩；然后使下巴前后伸缩运动。

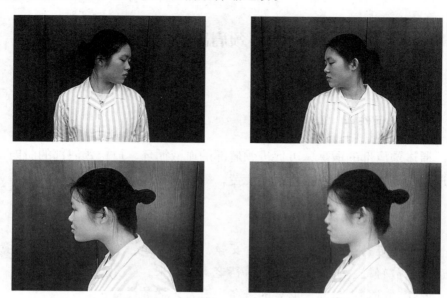

（2）两侧肩部同时向耳部耸起，挺直背脊，然后使两侧肩部下垂。

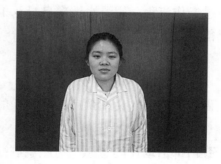

（3）两侧肩部做圆周活动，先抬肩向前转动，再向后转动（可两肩同时活动，也可两肩分别先后活动）。

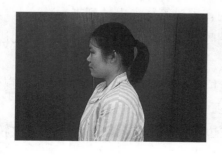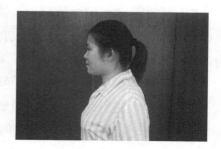

（4）侧拉头颈：站直或坐直，保持身体上部挺直，将左手或右手贴放在背后，将另一只手抬起，放在颈后部将头向同侧轻拉。然后，换手做另一侧。

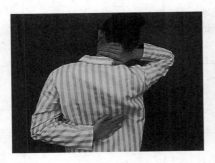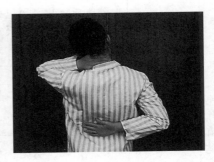

（5）颈部下压：将双手放在头上，用手将头带动颈背部向前压。

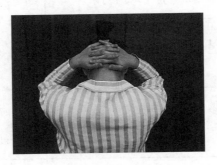

7. 活动结束后，询问老人在活动中的感受，可以与愿意再次进行活动的老人约定下次活动时间。告知老人避免立即开窗吹风，以免受凉。

8. 与老人告别，记录活动的情况，及时调整活动方案。

四、操作注意事项

1. 根据老人身体健康状况决定颈肩部活动操的次数和时间，循序渐进。

2. 练习颈肩部活动操时，注意动作应轻柔缓慢，避免剧烈运动。

3. 活动应量力而行，不可勉强，如感到不适，应立即暂停并休息。

4. 练习颈肩部活动操时，无论老人取立位或坐位均应注意安全，避免碰撞和损伤。

5. 在活动中，对老人应耐心多次指导，并积极鼓励。

五、操作流程及评分标准

项目		内容	分值	评分要点	得分
操作前准备	自身准备	熟悉操作流程，用温水洗净自身双手并擦干，提前评估老人的一般情况。	4	自身准备充分。	
	用物准备	坐凳（必要时准备一套音乐播放设备）。	4	用物符合要求。	
	环境准备	安静、宽敞、明亮、整洁、安全，可适时播放轻松、舒缓的音乐，等待老人的到来。	4	环境适宜。	
	参与者准备	老人无明显躯体不适及不良情绪，能配合进行操作。	4	参与者符合要求。	
操作过程		1. 操作者向老人做自我介绍，并说明颈肩部活动操的目的、意义、操作流程及注意事项。	5	主动、热情地向老人进行自我介绍，并说明操作相关内容。	
		2. 了解老人进行颈肩部活动操的意愿，与愿意进行颈肩部活动操活动的老人约定时间和活动地点。提醒老人在活动前可先饮适量温开水（一般以250mL为宜）。	5	尊重老人意愿，适当提醒。	
		3. 提前在活动场地播放轻松欢快的音乐，等待老人的到来。	4	音乐选择恰当，等待耐心。	
		4. 主动与来到活动场地的老人打招呼，可介绍老人们相互认识，到达约定活动时间后开始活动。	5	主动热情，对待老人态度温和、友好。	
		5. 根据老人意愿取合适体位，可坐位或立位。	5	以舒适、方便操作为宜。	

项目	内容	分值	评分要点	得分
操作过程	6. 指导老人进行颈肩部活动操的操作练习，活动操具体操作方法如下： （1）先做缓慢的深呼吸，头向左边转使眼睛看向左肩，再向右边转使眼睛看向右肩；然后使下巴前后伸缩运动。 （2）两侧肩部同时向耳部耸起，挺直背脊，然后使两侧肩部下垂。 （3）两侧肩部做圆周活动，先抬肩向前转动，再向后转动（可两肩同时活动，也可两肩分别先后活动）。 （4）侧拉头颈：站直或坐直，保持身体上部挺直，将左手或右手贴放在背后，将另一只手抬起，放在颈后部将头向同侧轻拉。然后，换手做另一侧。 （5）颈部下压：将双手放在头上，用手将头带动颈背部向前压。	45	能结合老人身体健康状况决定颈肩部活动操的次数和时间，循序渐进。在活动中，注意老人安全，对老人耐心指导，积极鼓励。	
	7. 活动结束后，询问老人在活动中的感受，可以与愿意再次进行活动的老人约定下次活动时间。告知老人避免立即开窗吹风，以免受凉。	5	关心老人，宣教到位。	
	8. 与老人告别，记录活动的情况，及时调整活动方案。	5	记录及时、准确，评价客观。	
综合评价	言行举止礼貌，动作轻柔规范，关心老人，注意老人安全。	5		
总分				

（刘炳炳）

第五节 腿部肌肉训练操

一、项目作用

腿部肌肉训练操通过腿部的锻炼，可促进腿部的血液循环，放松腿部的肌肉，缓解腿部肌肉酸痛，缓解疲劳，改善不良情绪。

二、操作前准备

1. 环境准备：为老人提供一个安静、宽敞、明亮、整洁、安全的环境，可适时播放轻松、舒缓的音乐，等待老人的到来。

2. 用物准备：硬板床或瑜伽垫（必要时准备一套音乐播放设备）。

3. 患者准备：老人无明显躯体不适及不良情绪，能配合进行操作。

4. 自身准备：熟悉操作流程，用温水洗净自身双手并擦干。评估老人的一般情况。

三、操作步骤

1. 操作者向老人做自我介绍，说明腿部肌肉训练操的目的、意义、操作流程及注意事项。

2. 了解老人进行腿部肌肉训练操的意愿，与愿意进行腿部肌肉训练操活动的老人约定时间和活动地点。提醒老人在活动前可先饮适量温开水（一般以 250mL 为宜），洗净双手及双足。

3. 提前在活动场地播放轻松欢快的音乐，等待老人的到来。

4. 主动与来到活动场地的老人打招呼，可介绍老人们相互认识，到达约定活动时间后开始活动。

5. 老人坐于床上或瑜伽垫上。

6. 指导老人进行腿部肌肉训练操练习，具体操作方法如下：

（1）屈膝俯仰。双腿曲跪，双手分别按在同侧大腿上，臀部坐在双足后跟上，上身缓缓地向前伏、向后仰。如此屈膝前俯后仰连续进行50次。

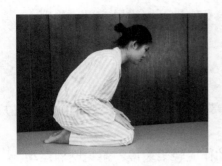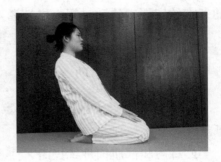

（2）压腿按膝。坐在床上，右小腿压在左大腿上，双手按在右膝上用力向下按压，按压膝部的幅度由小到大，以能忍受为度。经过一段时间的练习以后，双手按压右膝力争能碰到床垫上，连续按压50次，然后换腿，左小腿压在右大腿上，用同样的方法，连续按压50次。

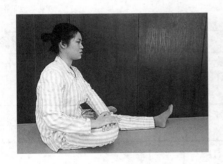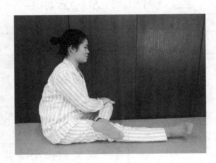

（3）曲趾分趾。坐在床上，双腿伸直，双脚的10个脚趾同时先伸直后弯曲（像手指抓东西那样），伸直弯曲都要有力，连续伸曲50次，然后双脚的10个脚趾同时撑开，撑得越开越好。每撑开合拢为1次，连续撑开合拢脚趾50次。

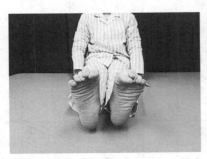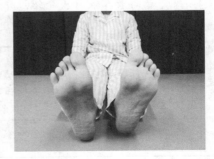

7. 活动结束后，询问老人在活动中的感受，可以与愿意再次进行活动的老人约定下次活动时间。告知老人避免立即开窗吹风，以免受凉。

8. 与老人告别，记录活动的情况，及时调整活动方案。

四、操作注意事项

1. 根据老人身体健康状况决定腿部肌肉训练操的次数和时间，循序渐进。

2. 练习腿部肌肉训练操时，注意动作应轻柔缓慢，避免剧烈运动。

3. 活动应量力而行，不可勉强，如感到不适，应立即暂停并休息。

4. 练习腿部肌肉训练操时，应注意安全，避免碰撞和损伤。

5. 在活动中，对老人应耐心多次指导，并积极鼓励。

五、操作流程及评分标准

<table>
<tr><th colspan="2">项目</th><th>内容</th><th>分值</th><th>评分要点</th><th>得分</th></tr>
<tr><td rowspan="4">操作前准备</td><td>自身准备</td><td>熟悉操作流程，用温水洗净自身双手及双足并擦干，评估老人的一般情况。</td><td>4</td><td>自身准备充分、评估到位。</td><td></td></tr>
<tr><td>用物准备</td><td>硬板床或瑜伽垫（必要时准备一套音乐播放设备）。</td><td>4</td><td>用物准备符合要求。</td><td></td></tr>
<tr><td>环境准备</td><td>为老人提供一个安静、宽敞、明亮、整洁的环境，可适时播放轻松、舒缓的音乐，等待老人的到来。</td><td>4</td><td>环境适宜。</td><td></td></tr>
<tr><td>参与者准备</td><td>老人无明显躯体不适及不良情绪，能配合进行操作。</td><td>4</td><td>参与者符合要求。</td><td></td></tr>
<tr><td rowspan="3">操作过程</td><td colspan="2">1. 操作者向老人做自我介绍，并说明腿部肌肉训练操的目的、意义、操作流程及注意事项。</td><td>5</td><td>主动、热情地向老人进行自我介绍，并说明操作相关内容。</td><td></td></tr>
<tr><td colspan="2">2. 了解老人进行腿部肌肉训练操的意愿，与愿意进行腿部肌肉训练操活动的老人约定时间和活动地点。提醒老人在活动前可先饮适量温开水（一般以250mL为宜）。</td><td>5</td><td>尊重老人意愿，适当提醒。</td><td></td></tr>
<tr><td colspan="2">3. 提前在活动场地播放轻松欢快的音乐，等待老人的到来。</td><td>4</td><td>音乐选择恰当，等待耐心。</td><td></td></tr>
</table>

续　表

项目	内容	分值	评分要点	得分
操作过程	4. 主动与来到活动场地的老人打招呼，可介绍老人们相互认识，到达约定活动时间后开始活动。	5	主动热情，对待老人态度温和、友好。	
	5. 老人坐于床上或瑜伽垫上。	5	以舒适、方便操作为宜。	
	6. 指导老人进行腿部肌肉训练操练习，具体操作方法如下： （1）屈膝俯仰。坐在床上，双腿曲跪，双手分别按在同侧大腿上，臀部坐在双足后跟上，上身缓缓地向前伏、向后仰。如此屈膝前俯后仰连续进行50次。 （2）压腿按膝。坐在床上，右小腿压在左大腿上，双手按在右膝上用力向下按压，按压膝部的幅度由小到大，以能忍受为度。经过一段时间的练习以后，双手按压右膝力争能碰到床垫上，连续按压50次，然后换腿，左小腿压在右大腿上，用同样的方法，连续按压50次。 （3）曲趾分趾。坐在床上，双腿伸直，双脚的10个脚趾同时先伸直后弯曲（像手指抓东西那样），伸直弯曲都要有力，连续伸曲50次，然后双脚的10个脚趾同时撑开，撑得越开越好。每撑开合拢为1次，连续撑开合拢脚趾50次。	45	1. 能结合老人身体健康状况决定腿部肌肉训练操的次数和时间，循序渐进。 2. 练习注意老人安全。 3. 在活动中，对老人耐心指导，积极鼓励。	
	7. 活动结束后，询问老人在活动中的感受，可以与愿意再次进行活动的老人约定下次活动时间。告知老人避免立即开窗吹风，以免受凉。	5	关心老人，宣教到位。	
	8. 与老人告别，记录活动的情况，及时调整活动方案。	5	记录及时、准确，评价客观。	
综合评价	言行举止礼貌，动作轻柔规范，关心老人，注意老人安全。	5		
总分				

（刘炳炳）

第六节　腰部锻炼操

一、项目作用

腰部锻炼操通过腰部的锻炼，可促进腰部的血液循环，增加腰部力量，放松腰椎，矫正腰部的不良姿势，同时还可缓解疲劳，缓解腰部肌肉酸痛，促进身心健康。

二、操作前准备

1. 环境准备：为老人提供一个安静、宽敞、明亮、整洁的环境，可适时播放轻松、舒缓的音乐，等待老人的到来。

2. 用物准备：硬板床或瑜伽垫（必要时准备一套音乐播放设备）。

3. 患者准备：老人无明显躯体不适及不良情绪，能配合进行操作。

4. 自身准备：熟悉操作流程，用温水洗净自身双手并擦干。评估老人的一般情况。

三、操作步骤

1. 操作者向老人做自我介绍，说明腰部锻炼操的目的、意义、操作流程及注意事项。

2. 了解老人进行腰部锻炼操的意愿，与愿意进行腰部锻炼操活动的老人约定时间和活动地点。提醒老人在活动前可先饮适量温开水（一般以250mL为宜），并洗净双手。

3. 提前在活动场地播放轻松欢快的音乐，等待老人的到来。

4. 主动与来到活动场地的老人打招呼，可介绍老人们相互认识，到达约定活动时间后开始活动。

5. 指导老人进行腰部锻炼操练习，具体操作方法如下：

（1）直立位运动，老人站在平整、宽敞无障碍物的地上或瑜伽垫上。

第一节：踮脚运动。直立位，双脚并拢，脚跟有节奏地抬离地面，然后放下，如此交替进行，持续 1—2 分钟。

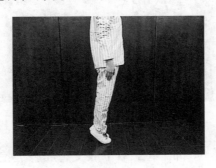

第二节：踢腿运动。双手叉腰或一手扶物，双下肢有节奏地交替尽力向前踢，后伸。各持续 10—20 次。

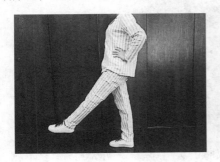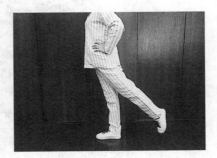

第三节：伸展运动。双手扶物，双下肢交替后伸，脚尖着地，尽力向后伸展腰部。各持续 10—20 次。

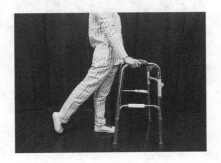

第四节：转腰运动。自然站立位，两脚分开与肩同宽，双上肢肘关节屈曲平伸，借双上肢有节奏地左右运动，带动腰部转动。持续 1—2 分钟。

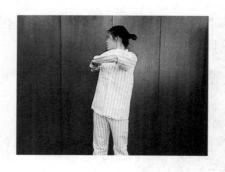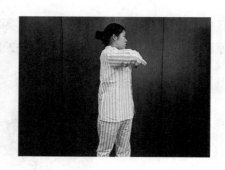

（2）床上运动，老人仰卧于床上或瑜伽垫上。

第一节：伸腿运动。仰卧位，双下肢交替屈膝上抬，尽量贴近下腹部，重复10—20次。

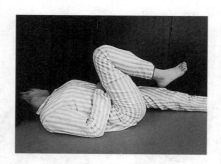

第二节：挺腰运动。仰卧位，屈双膝，两手握拳，屈双手置于体侧，腰臀部尽量上抬，挺胸，缓慢进行10—20次。

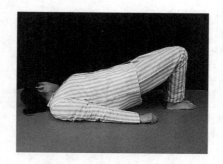

第三节：后伸运动。俯卧位，两臂及两腿自然伸直，双下肢交替向上尽力抬起，各重复10—20次。

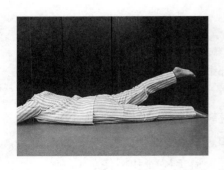
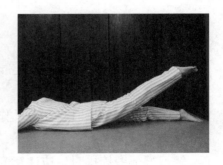

第四节：船行运动。俯卧位，两肘屈曲，两手交叉置于腰后，双下肢有节奏地用力向后抬起、放下，同时挺胸抬头，重复10—20次。

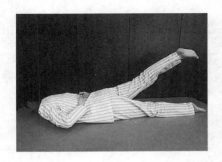
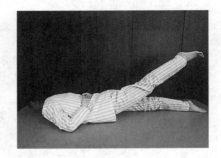

第五节：俯卧撑。俯卧位，两肘屈曲，两手置于胸前按床，两腿自然伸直，两肘伸直撑起，同时全身向上抬起，挺胸抬头，重复10—20次。

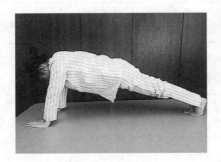

6. 活动结束后，可让老人根据自身状况躺在床上或瑜伽垫上休息片刻后再起身，起身时动作宜慢。

7. 告知老人避免立即开窗吹风，以免受凉。询问老人在活动中的感受，可以与愿意再次进行活动的老人约定下次活动时间。

8. 与老人告别，记录活动的情况，及时调整活动方案。

四、操作注意事项

1. 根据老人身体健康状况决定腰部锻炼操的次数和时间，循序渐进，贵在坚持。

2. 练习腰部锻炼操时，注意动作应轻柔缓慢，避免剧烈运动。

3. 活动应量力而行，不可勉强，如感到不适，应立即暂停并休息。

4. 练习腰部锻炼操时，应注意安全，避免碰撞和损伤。

5. 在活动中，对老人应耐心多次指导，并积极鼓励。

五、操作流程及评分标准

项目		内容	分值	评分要点	得分
操作前准备	自身准备	熟悉操作流程，用温水洗净自身双手并擦干，评估老人的一般情况。	4	自身准备充分。	
	用物准备	硬板床或瑜伽垫（必要时准备一套音乐播放设备）。	4	用物完善。	
	环境准备	为老人提供一个安静、宽敞、明亮、整洁的环境，可适时播放轻松、舒缓的音乐，等待老人的到来。	4	环境适宜。	
	参与者准备	老人无明显躯体不适及不良情绪，能配合进行操作。	4	参与者符合要求。	
操作过程		1. 操作者向老人做自我介绍，并说明腰部锻炼操的目的、意义、操作流程及注意事项。	5	主动、热情地向老人进行自我介绍，并说明操作相关内容。	
		2. 了解老人进行腰部锻炼操的意愿，与愿意进行腰部锻炼操活动的老人约定时间和活动地点，提醒老人在活动前可先饮适量温开水（一般以250mL为宜）。	5	尊重老人意愿，适当提醒。	
		3. 提前在活动场地播放轻松、舒缓的音乐，等待老人的到来。	4	音乐选择恰当，等待耐心。	
		4. 主动与来到活动场地的老人打招呼，可介绍老人们相互认识，到达约定活动时间后开始活动。	5	主动热情，对待老人态度温和、友好。	

项目	内容	分值	评分要点	得分
操作过程	5. 指导老人进行腰部锻炼操练习,具体操作方法如下: (1)直立位运动,老人站在平整、宽敞无障碍物的地上或瑜伽垫上。 第一节:踮脚运动。直立位,双脚并拢,脚跟有节奏地抬离地面,然后放下,如此交替进行,持续1—2分钟。 第二节:踢腿运动。双手叉腰或一手扶物,双下肢有节奏地交替尽力向前踢,后伸。各持续10—20次。 第三节:伸展运动。双手扶物,双下肢交替后伸,脚尖着地,尽力向后伸展腰部。各持续10—20次。 第四节:转腰运动。自然站立位,两脚分开与肩同宽,双上肢肘关节屈曲平伸,借双上肢有节奏地左右运动,带动腰部转动。持续1—2分钟。 (2)床上运动,老人仰卧于床上或瑜伽垫上。 第一节:伸腿运动。仰卧位,双下肢交替屈膝上抬,尽量贴近下腹部,重复10—20次。 第二节:挺腰运动。仰卧位,屈双膝,两手握拳,屈双手置于体侧,腰臀部尽量上抬,挺胸,缓慢进行10—20次。 第三节:后伸运动。俯卧位,两臂及两腿自然伸直,双下肢交替向上尽力抬起,各重复10—20次。 第四节:船行运动。俯卧位,两肘屈曲,两手交叉置于腰后,双下肢有节奏地用力向后抬起、放下,同时挺胸抬头,重复10—20次。 第五节:俯卧撑。俯卧位,两肘屈曲,两手置于胸前按床,两腿自然伸直,两肘伸直撑起,同时全身向上抬起,挺胸抬头,重复10—20次。	45	1. 能根据老人身体健康状况决定腰部锻炼操的次数和时间,循序渐进。 2. 练习时,能注意老人安全,避免碰撞和损伤。 3. 在活动中,对老人耐心多次指导,并积极鼓励。	
	6. 活动结束后,可让老人根据自身状况躺在床上或瑜伽垫上休息片刻后再起身,起身时动作宜慢。	5	注意老人安全。	

续　表

项目	内容	分值	评分要点	得分
操作过程	7. 告知老人避免立即开窗吹风,以免受凉。询问老人在活动中的感受,可以与愿意再次进行活动的老人约定下次活动时间。	5	关心老人,宣教到位。	
	8. 与老人告别,记录活动的情况,及时调整活动方案。	5	记录及时、准确,评价客观。	
综合评价	言行举止礼貌,动作轻柔规范,关心老人,注意老人安全。	5		
总分				

（刘炳炳）

第七节　轮椅健身操

一、项目作用

轮椅健身操借用轮椅或椅子采取坐位的方式依次进行头部、上肢、腰腹及下肢运动的锻炼，可促进全身的血液循环，锻炼全身关节和肌肉，放松身体各个部位，同时还可缓解疲劳，缓解全身肌肉酸痛，促进身心健康，尤其适用于高龄及体弱老人。

二、操作前准备

1. 环境准备：为老人提供一个安静、宽敞、明亮、整洁的环境。

2. 用物准备：轮椅或座椅（必要时准备一套音乐播放设备）。

3. 患者准备：老人无明显躯体不适及不良情绪，能配合进行操作。

4. 自身准备：熟悉操作流程，用温水洗净双手并擦干。评估老人的一般情况。

三、操作步骤

1. 操作者向老人做自我介绍，说明轮椅健身操的目的、意义、操作流程及注意事项。

2. 了解老人进行轮椅健身操的意愿，与愿意进行轮椅健身操活动的老人约定时间和活动地点。提醒老人在活动前可先饮适量温开水（一般以250mL为宜），并洗净双手。

3. 提前在活动场地播放轻松欢快的音乐，等待老人的到来。

4. 主动与来到活动场地的老人打招呼，可介绍老人们相互认识，到达约定活动时间后开始活动。

5. 老人坐于轮椅或座椅上，以舒适、方便操作为宜。

6. 指导老人进行轮椅健身操练习，具体操作方法如下：

（1）头部运动：正坐于椅子上，头前屈、后仰、左屈、右屈各10次；头向左转至最大限度，还原再向右转，左右各转10次；头向左环绕1周，向右环绕1周，各做10次。

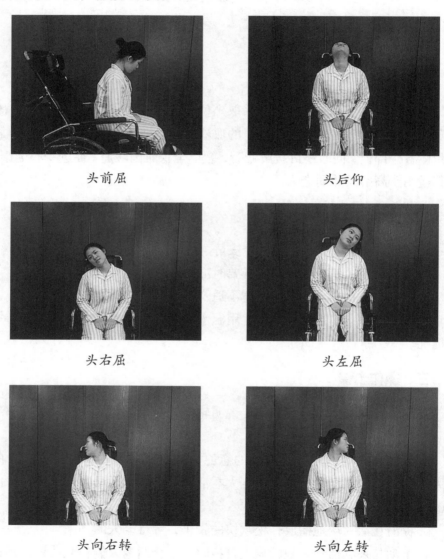

头前屈   头后仰

头右屈   头左屈

头向右转   头向左转

（2）上肢运动：两臂在胸前平屈，经体前成侧举，还原再侧举，

做 15—20 次；两臂各做向后、向上、向前绕环 12—20 次，然后换方向
各做绕环 15—20 次；两臂胸前平屈，以脊柱为轴心，向左转至最大限度,
还原后再做 1 次，然后向右转动，还原后再做 1 次，如此反复做 15—20 次。

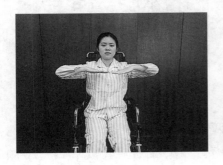
两臂在胸前平屈

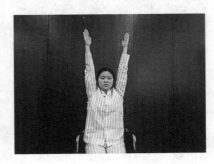
经体前成侧举

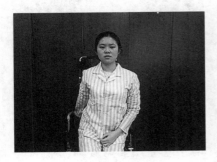
右臂向后环绕

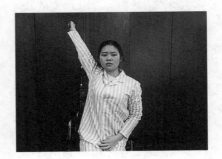
右臂向上绕

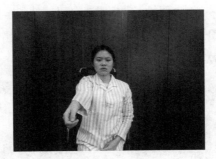
右臂向前绕

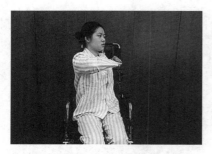 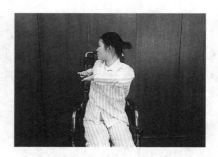

两臂胸前平屈，以脊柱为轴心，向左转至最大限度

两臂胸前平屈，以脊柱为轴心，向右转至最大限度

（3）腰腹运动：上体前屈，同时两臂前伸触及脚背，胸部贴近大腿，还原；做15—20次。两手重叠，紧贴腹部，做顺时针旋转按摩15—20圈。

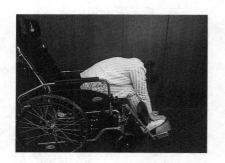 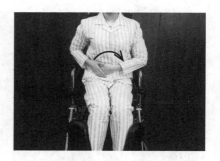

上体前屈，同时两臂前伸触及脚背，胸部贴近大腿

两手重叠，紧贴腹部，做顺时针旋转按摩

（4）下肢运动：一腿着地，另一腿抬起，小腿向前踢出，脚尖向上，还原。左右腿各做10—15次；一腿着地，另一腿抬起，并向侧摆，还原。左右腿各做15—20次。

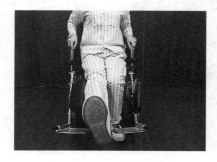 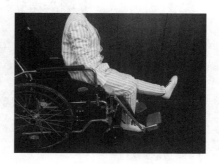

左腿着地，右腿抬起，小腿向前踢出，脚尖向上

右腿着地，左腿抬起，小腿向前踢出，脚尖向上

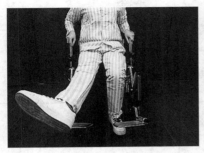
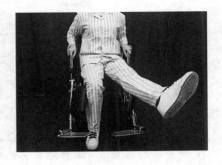

左腿着地，右腿抬起，并向侧摆　　　右腿着地，左腿抬起，并向侧摆

7.活动结束后，告知老人避免立即开窗吹风，以免受凉。询问老人在活动中的感受，可以与愿意再次进行活动的老人约定下次活动时间。

8.与老人告别，记录活动的情况，及时调整活动方案。

四、操作注意事项

1.根据老人身体健康状况决定轮椅保健操的次数和时间，循序渐进，贵在坚持。

2.练习轮椅保健操时，注意动作应轻柔缓慢，避免剧烈运动。

3.活动应量力而行，不可勉强，如感到不适，应立即暂停并休息。

4.练习时，应注意安全，轮椅刹车应处于制动状态，避免跌落及碰撞，防止产生损伤。

5.在活动中，对老人应耐心多次指导，并积极鼓励。

6.如老人为偏瘫或截瘫老人，应有专人陪同，并根据其情况由老人自己或他人协助下完成操作。

五、操作流程及评分标准

项目		内容	分值	评分要点	得分
操作前准备	自身准备	熟悉操作流程，用温水洗净自身双手并擦干，评估老人的一般情况。	4	自身准备完善，评估到位。	
	用物准备	硬板床或瑜伽垫（必要时准备一套音乐播放设备）。	4	用物准备完善，干净、安全。	

	项目	内容	分值	评分要点	得分
操作前准备	环境准备	为老人提供一个安静、宽敞、明亮、整洁的环境，可适时播放轻松欢快的音乐等待老人的到来。	4	环境适宜。	
	参与者准备	老人无明显躯体不适及不良情绪，能配合进行操作。	4	参与者符合要求。	
操作过程		1. 操作者向老人做自我介绍，并说明轮椅保健操的目的、意义、操作流程及注意事项。	5	主动、热情地向老人进行自我介绍，并说明操作相关内容。	
		2. 了解老人进行轮椅保健操的意愿，与愿意进行轮椅保健操活动的老人约定时间和活动地点，提醒老人在活动前可先饮适量温开水（一般以250mL为宜）。	5	尊重老人意愿，适当提醒。	
		3. 提前在活动场地播放轻松欢快的音乐，等待老人的到来。	4	音乐选择恰当，等待耐心。	
		4. 主动与来到活动场地的老人打招呼，可介绍老人们相互认识，到达约定活动时间后开始活动。	5	主动热情，对待老人态度温和，友好。	
		5. 老人坐于轮椅或座椅上，以舒适、方便操作为宜。	5	积极协助。	
		6. 指导老人进行轮椅保健操练习，具体操作方法如下： （1）头部运动：正坐于椅子上，头前屈、后屈、左屈、右屈各10次；头向左转至最大限度，还原再向右转，左右各转10次；头向左环绕1周，向右环绕1周，各做10次。 （2）上肢运动：两臂在胸前平屈，经体前成侧举，还原再侧举，做15—20次；两臂各做向后、向上、向前绕环12—20次，然后换方向各做绕环15—20次；两臂胸前平屈，以脊柱为轴心，向左转至最大限度，还原后再做1次，然后向右转动，还原后再做1次，如此反复做15—20次。 （3）腰腹运动：上体前屈，同时两臂前伸触及脚背，胸部贴近大腿，还原；做15—20次。两手重叠，紧贴腹部，做顺时针旋转摩擦15—20圈。 （4）下肢运动：一腿着地，另一腿抬起，小腿向前踢出，脚尖向上，还原。左右腿各做10—15次；一腿着地，另一腿抬起，并向侧摆，还原。左右腿各做15—20次。	45	1. 能根据老人身体健康状况决定轮椅保健操的次数和时间，循序渐进。 2. 练习过程中注意观察老人情况，防止过度疲劳和损伤。 3. 在活动中，对老人应耐心多次指导，并积极鼓励。	

续 表

项目	内容	分值	评分要点	得分
操作过程	7.活动结束后，告知老人避免立即开窗吹风，以免受凉。询问老人在活动中的感受，可以与愿意再次进行活动的老人约定下次活动时间。	5	关心老人，宣教到位。	
	8.与老人告别，记录活动的情况，及时调整活动方案。	5	记录及时、准确，评价客观。	
综合评价	言行举止礼貌，动作轻柔规范，关心老人，注意老人安全。	5		
总分				

（刘炳炳）

本章参考文献:

[1] 王前新，宋为群.康复医学[M].北京：人民卫生出版社，2009.

[2] 庄淑梅.运动疗法对女性海洛因戒毒者心理健康状况干预效果的研究[D].天津：天津医科大学，2013.

[3] 陈雪萍，卢友梅，刘炳炳.听见幸福——老年保健微电影之老年保健手指操[M].杭州：浙江大学出版社，2015.

[4] 瞿杨，张彩华，朱宏霞.手指操锻炼改善轻度老年痴呆患者生活能力的研究[J].上海护理，2012，12（4）：14-16.

[5] 王晓翠，房芳，倪洁，等.互动与手指操干预对老年糖尿病患者认知功能的影响[J].护理学杂志，2012，27（19）：25-26.

[6] 常青，李轩，刘阳."拍手操"服务在老年疗养康复中的应用[J].按摩与康复医学，2012，3（35）：69.

[7] 兰秀燕，肖惠敏，吴炜炜.养老机构老年人抑郁症状的心理—社会干

预效果的系统评价 [J]. 解放军护理杂志，2016，33（12）：8-13.

[8] 方常君，于卫华. 音乐运动疗法对医养结合机构老年人生命质量的影响 [J]. 护理学杂志.2018，33（15）：77-79，91.

[9] 陈宇婧，杜世正，丁欢. 认知联合运动疗法干预阿尔茨海默病及轻度认知障碍老年人的 Meta 分析 [J]. 中国全科医学，2018，21（32）：3938-3945.

[10] 翟云. 老年性骨质疏松的运动疗法及其疗效研究进展 [J]. 中国保健营养，2017（22）：57-58.

[11] 权明桃，吴华炼，王勇，等. 早期运动疗法对老年机械通气患者谵妄的干预效果 [J]. 中华老年医学杂志，2016，35（10）：1099-1102.

[12] 刘青芳，曹天然. 关节运动疗法联合药物治疗对老年帕金森病患者抑郁和认知障碍疗效分析 [J]. 现代医药卫生，2017，33（20）：3171-3173.

[13] 骆滤，罗杨. 老年糖尿病患者运动疗法的研究进展 [J].Nursing of Intgrated Traditional Chinese and Western Medicine，2018，4（9）：223-226.

第六章　艺术疗法

第一节　概　述

一、概念

艺术疗法是一种以艺术为媒介的非语言心理治疗方法。从狭义上理解，艺术治疗仅指利用如绘画、雕塑、拼贴等视觉形式媒介来帮助治疗者获得身心调节的一种心理治疗方法；从广义上理解，艺术治疗则指利用了不仅包括绘画、雕塑、拼贴等视觉形式媒介，也包括以音乐、诗歌等听觉形式及视听结合的心理剧、戏剧甚至包括游戏等更为广泛的艺术作品为媒介的心理治疗方法。

二、作用

艺术疗法历来就被认为是人们反映思想情感、社会现实生活、意志要求的一种身心形象及需求的表达方式，既有表达又具教育的双重作用，通过各类不同主题内容的艺术活动，不仅可达到其本身所具有的宣泄情绪、缓解压力的功效，还可以起到调节精神紧张，改善心理的作用，适宜各种疾病状态的身心调整及康复。

三、应用现状

艺术治疗的思想已存在很久，我国古代很早就有利用音乐和诗歌等艺术形式排遣心中积郁的实例。但艺术疗法真正始于西方 20 世纪 20 年代对精神病患类艺术家的研究。1969 年，美国成立艺术疗法协会，才开始正式把艺术和治疗疾病结合在一起，形成了真正的艺术疗法。

艺术疗法治疗的病症广泛，以精神分裂症、边缘人格、强迫症、酒精中毒、抑郁症、神经症为主。除此之外，艺术疗法也被应用于白血病患者、癌症患者等的辅助治疗，有助于缓解患者的疼痛、焦虑，增强其应对能力。但目前，其治疗效果没有统一而科学的结论，仍待进一步确认。

目前，艺术疗法在老年人群中的应用主要包括：以可视图画的形式，使痴呆患者与自我的内心体验以及他人进行交流沟通，提高其生活质量；通过艺术行为治疗改善老年痴呆患者抑郁、焦虑、情感淡漠、睡眠等方面的作用；通过艺术行为治疗改善精神疾病患者的临床症状与认知；此外，也有学者将艺术疗法应用于老年癌症患者，发现能提高老年癌症患者的生活质量。

四、分类

艺术疗法可根据不同的分类标准进行划分，有研究者从感知觉的角度将艺术疗法分为三大类：1. 视觉形式的艺术疗法：如绘画疗法、雕塑疗法、拼贴疗法等；2. 听觉形式的艺术疗法：如音乐疗法、诗歌欣赏；3. 综合类艺术疗法：如心理剧、舞蹈疗法、园艺疗法等。本文结合老年人特点设计了填图和绘画、盆栽种植、橡皮泥手工制作、摄影活动及书法疗法五项操作。

（汪丽琪）

第二节　填图和绘画

一、项目作用

填图和绘画是一种非语言的沟通方式，可以投射出老年人的内心世界，有助于老年人自我表达、自我发泄、自我调整，另外，颜色的运用会对人的心理及情绪产生重要的调节作用，通过涂鸦及不同色彩的呈现也可达到宣泄情绪、疏解压力及舒缓紧张的作用。

二、操作前准备

1. 环境准备：备有方便绘画填图桌椅的房间，环境适宜、安静、宽敞明亮，同时确保老人的安全。

2. 用物准备：画纸或画本、铅笔、水彩笔、蜡笔或颜料等，根据需要备画板、围裙等。

3. 参与者准备：老人无明显躯体不适症状，能配合进行填图或绘画，老人对将要进行的操作已有初步了解，能更好地适应并且配合操作者。

4. 自身准备：提前掌握一定的填图和绘画相关知识技能，结合老人意愿选择合适的老人，熟悉与老人沟通的技巧。

三、操作步骤

1. 主动向老人进行自我介绍，并简要说明本次活动的目的，告知老人填图和绘画不需要美术功底和技巧并介绍填图和绘画的作用，激发老人对填图和绘画的兴趣。

2. 根据老人意愿选择合适的时间段开展活动，一般选择老人休息充分、恢复精力后。

3. 引导老人在画桌前坐下，根据老人的喜好选择相应的填涂和绘画方式。可以是让老人信手涂鸦，睁眼或闭眼都可以，将手臂在画面上随意移动，画完后从不同角度观看，查看是否画面上有熟悉或能被吸引到的部分，并用彩色笔或颜料给这部分涂色，然后给这幅画起名字。也可以根据不同的主题引导老人画出自己想要的或最不喜欢的内容，根据喜好再涂上不同的颜色。另外，还可以在有轮廓的画本或画纸上涂色，鼓励老人发挥想象，用自己想要的颜色来填充。

4. 绘画填图结束后，对老人的填涂内容或填涂过程进行鼓励和肯定，增加老人的填涂兴趣和自信心。可将老人喜欢的画以装裱挂在墙上等形式予以保存。

5. 为老人提供温水清洗双手，与老人告别，必要时与老人约定下次绘画时间。

6. 收拾整理用具，保证环境清洁。

7. 对老人活动过程中的反应进行评价，记录与老人交流的治疗收获，评价绘画和填图的效果，及时调整方案。

四、操作注意事项

1. 选择合适的时间段，一般在老人休息充分、恢复精力后开展活动为宜。老人进行绘画和填图应注意合理分配时间，不要过度劳累。

2. 使用安全无污染的材料和颜色，画笔可根据老人的个人喜好及绘画要求进行选择。

3. 绘画和填图时注意画纸要固定在桌面或画板等硬质板面上，勿悬空绘画或涂色。也可在球形或其他立体形状上涂色。

4. 对于初次绘画和填图的老人，多加鼓励，可从填图做起，再慢慢自行绘画，循序渐进，充分尊重老人的意愿，多给予鼓励。

5. 鼓励老人展开想象，画出内心想要的模样。涂色时，鼓励老人大胆选色，同时要注意尽量避免颜料或色彩污染老人衣物等。

6. 在沟通中注意情绪的引导，从事件中对老人进行积极鼓励，增加正性引导，改善负性情绪。

7. 对于焦虑的老人，也可利用颜色的涂抹来释放内心的焦虑。可用某种颜色代表其中一种焦虑，让老人在纸上慢慢涂抹，在涂抹的同时想象这种焦虑已经被排放出去，随着纸上的颜色越来越多，受困扰的心境也会随之好转。

五、操作流程及评分标准

	项目	内容	分值	评分要点	得分
操作前准备	自身准备	掌握一定的填图、绘画相关的知识技能，选择可实施项目的老人，熟悉与老人沟通的技巧。	5	自身准备充分。	
	用物准备	画纸或画本、铅笔、水彩笔、蜡笔或颜料等，根据需要备画板、围裙等。	5	用物准备充分，材料和颜色安全无污染。	
	环境准备	备有方便绘画填图桌椅的房间，环境适宜、安静、宽敞明亮。	5	环境符合要求。	
	参与者准备	老人无明显躯体不适症状，能配合进行填图或绘画，老人对将要进行的操作已有初步了解，能更好地适应并且配合操作者。	5	参与者符合要求。	
操作过程	1. 主动向老人进行自我介绍，并简要说明本次来访的目的，介绍填图和绘画的作用，激发老人对填图和绘画的兴趣。		5	对待老人积极、主动、热情。	
	2. 根据老人意愿选择合适的时间段进行涂鸦，一般选择老人休息充分、恢复精力后。		10	时间选择恰当。	
	3. 引导老人进行绘画和填图。		30	引导恰当，实施顺利。	
	4. 填图结束后，对老人的填涂内容或填涂过程进行鼓励和肯定。		10	鼓励和肯定适时、恰当。	
	5. 为老人提供温水清洗双手，与老人告别，必要时与老人约定下次绘画时间。		10	实施恰当。	
	6. 收拾整理用具，保证环境清洁。		5	整理、清洁到位。	
	7. 对老人活动过程中的反应进行评价，记录与老人交流的治疗收获，评价绘画和填图的效果，及时调整方案。		5	记录及时、准确，评价客观。	
综合评价	言行举止礼貌规范、应变能力强，关心老人，注意安全。		5		
总分					

（汪丽琪）

第三节　盆栽种植

一、项目作用

种植盆栽可愉悦心境，陶冶情操。通过亲手种植，老人既能强健身体，又能增进对植物的认识及种植技巧。同时，在伴随盆栽成长的过程中，又能接受来自视觉、嗅觉、触觉上的感官刺激，减轻孤独感，增强自信心，是一种益康、益智、益心的行为。

二、操作前准备

1. 环境准备：地点不限，可在室内或室外，安静、宽敞、明亮，同时确保老人的安全。

2. 用物准备：泥土、水、种植小型工具（锄头、铲子、耙子等）、盆栽幼苗或种子、各种花盆、各种装饰如贴纸、贝壳、彩沙等。

3. 参与者准备：老人无明显躯体不适症状，愿意进行盆栽种植，老人对将要进行的操作已有初步了解，能更好地适应并且配合操作者。

4. 自身准备：提前学习盆栽种植相关知识，掌握一定的理论基础，根据老人意愿选择合适的老人，熟悉与老人沟通的技巧。

三、操作步骤

1. 主动向老人进行自我介绍，并简要说明本次活动的目的，介绍盆栽种植的作用，激发老人对种植盆栽的兴趣。

2. 根据老人意愿选择合适的时间段进行种植，一般选择老人休息充分、恢复精力后。

3. 向老人介绍本次种植的主要幼苗和种类及其种植方法。种植方法：（1）填土：选择大小合适的花盆，把准备好的土壤填到盆里，不宜过满，约盆的 2/3 即可，填土结束后给土壤浇水，水分不宜过多；（2）种植：

在土中央挖一个大小合适的凹处，把种子轻轻放入，再用剩余的土壤遮盖住种子，如果是种植盆栽植物，就直接插到土里埋上土壤即可；（3）浇水：浇水需注意一定要浇透，浇至花盆底泻水，并倒掉泻出的水。浇完后根据植物的需要放在有阳光的地方或者阴暗处。日后需根据土壤的湿度及植物喜好适当浇水。

4. 根据老人意愿，向老人发放盆栽工具及其需要或喜欢的幼苗或种子类型。

5. 耐心指导老人进行盆栽种植，适时对老人进行肯定和鼓励，提高其种植兴趣。

6. 种植结束后，收拾种植用具，提醒老人洗净双手。

7. 提供老人各种装饰材料，让老人根据自己的想法装饰花盆，装饰好后由老人描述其花盆装饰特征，并为自己的盆栽取名字。

8. 收拾好剩余材料，与老人交流种植的感受，注意老人的情绪状况。可将老人种植的盆栽送给老人栽培，也可统一放置栽培。为老人和其盆栽拍照留念，鼓励老人积极参与栽培，勤于观察植物的生长情况，感受生命的力量。

9. 根据活动情况对老人的反应进行评价，记录与老人交流的治疗收获，评价种植盆栽的治疗效果，及时调整方案。

四、操作注意事项

1. 尽量选择在老人休息充分、恢复精力后的时间进行盆栽种植。老人学习种植盆栽应注意合理分配时间，时间不宜过长，不要过度劳累。

2. 对于初学种植的老人，应耐心传授一些种植的基本知识，可提供一些易存活、耐阴或半耐阴的室内观赏植物进行种植，如吊兰、文竹、万年青等。一些对人的健康有害的植物不宜选择，如夜丁香。

3. 种植及装饰时尽量遵从老人的意愿，提高老人的兴趣，引导其积极关注植物成长。

4. 在沟通中应注意情绪的引导，在活动中对老人进行积极鼓励，增加正性引导，改善负性情绪。

5. 如有条件的话可以开辟一块专门用于种植的田地，可让老人自己种植一些喜欢的蔬菜、水果，并在成熟季节进行采摘，分享食用。

五、操作流程及评分标准

	项目	内容	分值	评分要点	得分
操作前准备	自身准备	提前对种植技术有一定了解，选择合适的老人，熟悉与老年人沟通的技巧。	5	自身准备充分，评估到位。	
	用物准备	泥土、水、种植小型工具（锄头、铲子、耙子等）、盆栽植物或种子、各种植物盆子、各种装饰如贴纸、贝壳、彩沙等。	5	用物准备充分。	
	环境准备	室内或室外，环境安静、宽敞明亮、安全。	5	环境符合要求。	
	参与者准备	老人无明显躯体不适症状，愿意进行种植盆栽，老人对将要进行的操作已有初步了解，能配合操作者。	5	参与者符合要求。	
操作过程	1. 向老人进行自我介绍，说明本次活动的目的，介绍盆栽种植的作用。		5	对待老人积极、主动、热情，表达清晰，能激发老人对种植盆栽的兴趣。	
	2. 根据老人意愿选择合适的时间段进行种植，一般选择老人休息充分、恢复精力后。		5	时间选择恰当。	
	3. 向老人介绍本次种植的幼苗种类及其种植方法。		10	向老人耐心、详尽介绍种植方法。	
	4. 根据老人意愿，向老人发放盆栽工具和幼苗或种子。		5	有序发放。	
	5. 耐心指导老人进行盆栽种植，适时对老人进行肯定和鼓励，提高其种植兴趣。		20	指导耐心，适时进行鼓励和肯定。	
	6. 种植结束后，收拾种植用具，提醒老人洗净双手。		5	适时提醒、帮助。	
	7. 提供老人各种装饰材料，老人对花盆进行装饰，为自己的盆栽取名并描述装饰特点。		10	引导老人，充分发挥老人的自主性。	

项目	内容	分值	评分要点	得分
操作过程	8.收拾好剩余材料,与老人交流种植的感受。可将老人种植的盆栽送给老人栽培,也可统一放置栽培。为老人和其盆栽拍照留念,鼓励老人积极参与栽培,勤于观察植物的生长情况,感受生命的力量。	10	主动与老人交流,注意交流过程中的情绪反应,能结合老人意愿合理安排。	
	9.根据活动情况对老人的反应进行评价,记录与老人交流的治疗收获,评价种植盆栽的治疗效果,及时调整方案。	5	记录及时、准确,评价客观。	
综合评价	言行举止礼貌规范、应变能力强,关心老人,注意安全。	5		
总分				

（张 菊）

第四节　橡皮泥手工制作

一、项目作用

橡皮泥作为"泥巴"的替代品，不仅能锻炼老人的手指触感及灵活性，还能激发老人对过去的回忆。橡皮泥手工有益智的作用，能促进想象力的发散，同时，也能映射出内心，促进老人情感和思想的表达。

二、操作前准备

1. 环境准备：备有桌椅的空间，室内或室外均可，环境适宜相对安静、宽敞、明亮，同时确保老人的安全。

2. 用物准备：橡皮泥（各种颜色）、硬纸板。

3. 参与者准备：老人无明显躯体不适症状，能配合进行橡皮泥手工制作。

4. 自身准备：掌握橡皮泥手工制作的相关知识及技能，选择合适的老人，熟悉与老年人沟通的技巧。

三、操作步骤

1. 主动向老人进行自我介绍，并简要说明本次来访的目的，介绍橡皮泥手工的作用，激发老人的兴趣。

2. 结合老人意愿选择合适的时间段，一般在老人休息充分、恢复精力后为宜。

3. 选择大小合适的橡皮泥，鼓励老人发挥想象，捏出自己想要的作品，或者引导老人交流一定的主题，鼓励其捏出主题中突出的物品，也可提供橡皮泥成品供老人临摹。橡皮泥可根据情况配色或重新塑形。

4. 捏出成品后，与老人交流制作感受，引导老人讲述作品包含的意义并为其赋名，根据需要可将老人的作品送给老人或在公共区进行展示。

5.完成橡皮泥手工制作后，提醒老人洗净双手，收拾用具，注意卫生，保证环境清洁。

6.活动完成后，对老人活动中的反应进行评价，记录与老人交流的治疗收获，评价活动效果，及时调整方案。

四、操作注意事项

1.老人参与活动的时间不宜过长，避免过度劳累。

2.橡皮泥应选择安全无污染的材料，也可用超轻黏土、珍珠泥等，注意安全，避免老人误食。

3.根据老人的动手能力，安排难易适宜的手工作品，如初次接触橡皮泥或手指不灵活的老人可简单地揉个圆、捏个片或搓成粗细不等的长条，循序渐进，慢慢捏出成品。在操作过程中注意对老人的鼓励、肯定，增加老人完成作品的信心和兴趣。

4.在沟通中应注意情绪的引导，从事件中对老人进行积极鼓励，增加正性引导，改善负性情绪。

五、操作流程及评分标准

项目		内容	分值	评分要点	得分
操作前准备	自身准备	掌握橡皮泥手工制作的相关知识及技能，选择可实施项目的老人，熟悉与老人沟通的技巧。	5	自身准备充分，评估到位。	
	用物准备	橡皮泥（各种颜色）、硬纸板。	5	用物准备充分、材质安全。	
	环境准备	备有桌椅的空间，可在室内或室外，环境适宜相对安静、安全，宽敞明亮。	5	环境符合要求。	
	参与者准备	老人无明显躯体不适症状，能配合进行橡皮泥手工。	5	参与者符合要求。	
操作过程	1.主动向老人进行自我介绍，并简要说明本次来访的目的，介绍捏橡皮泥的作用，激发老人的兴趣。		10	对待老人积极、主动、热情。	
	2.结合老人意愿选择合适的时间段，一般在老人休息充分、恢复精力后为宜。		5	时间选择合适。	

项目	内容	分值	评分要点	得分
操作过程	3. 选择大小合适的橡皮泥，鼓励老人发挥想象，捏出自己想要的作品，或者引导老人交流一定的主题，鼓励其捏出主题中突出的物品，也可提供橡皮泥成品供老人临摹。	30	能根据老人情况选择合适的制作方法，操作中注重对老人的鼓励。	
	4. 捏出成品后，与老人交流制作感受，引导老人讲述作品包含的意义并为其赋名，根据需要可将老人的作品送与老人。	10	捏出成品后引导老人诉说其含义，并予以肯定与鼓励。	
	5. 完成橡皮泥手工制作后，提醒老人洗净双手，收拾用具，注意卫生，保证环境清洁。	10	能及时提醒老人清洗双手，环境、用具清洁整理到位。	
	6. 活动完成后，对老人活动中的反应进行评价，记录与老人交流的治疗收获，评价活动效果，及时调整方案。	10	记录及时、准确，评价客观。	
综合评价	言行举止礼貌规范、应变能力强，关心老人，注意安全。	5		
总分				

（刘炳炳）

第五节　摄影活动

一、项目作用

摄影活动是一种艺术的实践活动，可以帮助老人强身健体，提高审美意识，增强文化艺术修养，增加生活情趣，一定程度上弥补了老人精神上的空虚无助，促进其积极地面对生活。

二、操作前准备

1. 环境准备：地点不限，可在室内（养老院内）或室外（社区内或公园里）等地，选择优美、安静、地面平整无障碍的环境，确保老人安全。

2. 用物准备：数码相机、单反相机或手机（根据条件而定）。

3. 参与者准备：老人无明显躯体不适症状，双手可灵活运动，对摄影有一定的兴趣。

4. 自身准备：提前掌握一定的摄影技巧，选择合适的老人，熟悉与老年人沟通的技巧。

三、操作步骤

1. 主动向老人进行自我介绍，并简要说明本次活动的目的，介绍摄影的作用，激发老人对摄影的兴趣。

2. 向老人介绍摄影工具如手机或数码相机的使用方法及摄影的常用技巧，并让老人进行适当练习。老年人由于记忆力下降，学习能力下降，对首次使用手机或相机进行拍摄的老人应耐心指导和鼓励。

3. 在进行一段时间热身练习后，指定本次摄影活动主题，例如，寻找春天的气息，让老人自由进行摄影活动。活动过程中应注意保证老人安全，适时提醒老人，避免摔跤等意外发生。

4. 摄影结束后，积极与老人交流摄影活动中的感受或促进老人与老人之间的交流，可以让老人欣赏自己的拍摄成果，并给予赞美和鼓励，增强老人的成就感。如条件许可，还可让每位老人选出自己在本次摄影活动中最满意的照片洗出并在养老院或社区内进行展览。

5.活动结束后，对老人活动中的反应进行评价，记录与老人交流的治疗收获，评价摄影活动的效果，及时调整方案。

四、操作注意事项

1.老人学习摄影应注意选择合适的时间段，尽量选择在老人休息充分、恢复精力后的时间里，合理分配时间，避免过度劳累。

2.老年人记忆力和动手能力下降，因此进行施教的过程应注意方式、方法，教授时语速应稍慢，可采用反复强调和边示范边指导的方式进行。

3.在沟通中应注意情绪的引导，从事件中对老人进行积极鼓励，增加正性引导，改善负性情绪。

4.初学者可适当简单化，用手机或数码相机进行拍摄，有经验者可根据条件运用单反相机进行拍摄，并可按照参与者的兴趣爱好进行一定的拓展学习（风景摄影、人物摄影等）。

五、操作流程及评分标准

	项目	内容	分值	评分要点	得分
操作前准备	自身准备	提前掌握一定的摄影技能，选择可实施项目的老人，熟悉与老年人沟通的技巧。	5	自身准备充分，评估到位。	
	用物准备	数码相机或单反相机或手机（根据条件而定）。	5	用物准备充分。	
	环境准备	地点不限，可在室内（养老院内）或室外（社区内或公园里）等安全的地方。	5	地点选择恰当。	
	参与者准备	老人对将要进行的操作已有初步了解，能更好地适应并且配合操作者。	5	参与者符合要求。	

项目	内容	分值	评分要点	得分
操作过程	1. 主动向老人进行自我介绍，并简要说明本次活动的目的，介绍摄影的作用。	10	对待老人积极、主动、热情。通过介绍能激发老人对摄影的兴趣。	
	2. 向老人介绍摄影工具如手机或数码相机的使用方法及摄影的常用技巧，并让老人进行适当练习。	15	耐心指导和鼓励。	
	3. 在进行一段时间的热身练习后，指定本次摄影活动主题，让老人自由进行摄影活动。	20	保证活动安全。	
	4. 摄影结束后，积极与老人交流摄影活动中的感受或促进老人与老人之间的交流，可以让老人欣赏自己的拍摄成果，并给予赞美和鼓励，增强老人的成就感。如条件许可，还可让每位老人选出自己在本次摄影活动中最满意的照片洗出并在养老院或社区内进行展览。	20	积极交流，对老人能恰当地进行鼓励和肯定。	
	5. 交流结束后，对老人的反应进行评价，记录与老人交流的治疗收获，评价摄影活动的效果，及时调整方案。	10	记录及时、准确，评价客观。	
综合评价	言行举止礼貌规范、应变能力强，关心老人，注意安全。	5		
总分				

（刘炳炳）

第六节 书法疗法

一、项目作用

书法是一门传统的、独特的艺术，可以帮助老人陶冶情操，保持平和心态，愉悦精神，同时练习书法可刺激大脑，锻炼思维和想象力，通过呼吸调节，改善心肺功能，使身体气血畅通，有助于延缓衰老，预防老年痴呆。

二、操作前准备

1. 环境准备：可在一般的书房进行，也可在养老院的安静、宽敞、明亮的休息室进行，具备书桌、椅子等物。

2. 用物准备：准备毛笔、墨汁、砚台或墨盒（深一点的碟子）、大小合适的毛毡一块（垫桌子用）、字帖、宣纸或皮纸。

3. 参与者准备：老人无明显躯体不适症状，能进行书法练习，老人对将要进行的操作已有初步了解。

4. 自身准备：了解书法基本常识，提前对老人以往的生活背景进行评估，了解老人的知识文化背景，选择合适的老人，熟悉与老年人沟通的技巧。

三、操作步骤

1. 主动向老人进行自我介绍，并简要说明本次来访的目的，介绍书法的作用，激发老人对书法的兴趣。

2. 结合老人意愿选择合适的时间段开展，尽量选择在老人休息充分、恢复精力后的时间里，为老人准备好书法所需物品。

3. 指导老人进行书法临摹或自由发挥，书写表达老人的美好愿望和寄语的字样或生活中的常用书写字。

4. 书法练习结束后，积极与老人交流，与老人一起欣赏其书法作品，并适时给予赞美，增强老人的成就感，也可与老人一起探讨，与字帖相比较，其作品中的缺点与不足，有助于下次改进，交流时需注意老人的情绪状况，以鼓励、肯定为主，增加老人的成就感。

5. 结束书法练习后，为老人提供温水，提醒老人用温水洗手。

6. 与老人告别，必要时预约下一次活动时间。

7. 整理用物，保持环境整洁，对老人的反应进行评价，记录与老人交流的治疗收获，评价书法治疗效果，及时调整方案。

四、操作注意事项

1. 对没有书法基础的老人，应告知书法疗法并不需要有书法基础，只要静心练习，就能修心养性，有益身心。对有一定书法基础的老人可根据老人的兴趣爱好选择合适的字体。

2. 老人学习书法应注意合理分配时间，避免过度劳累。

3. 在沟通中应注意情绪的引导，从事件中对老人进行积极鼓励，增加正面引导，改善负面情绪。

五、操作流程及评分标准

项目		内容	分值	评分要点	得分
操作前准备	自身准备	了解书法基本常识，提前对老人以往的生活背景进行评估，了解老人的知识文化背景，选择合适的老人，熟悉与老人沟通的技巧。	5	自身准备充分，对老人评估到位。	
	用物准备	毛笔、墨汁、砚台或墨盒深一点的碟子、大小合适的毛毡一块（垫桌子用）、字帖、宣纸或皮纸。	5	用物准备齐全。	
	环境准备	可在一般的书房进行，也可在养老院的安静、宽敞、明亮的休息室进行，具备书桌、椅子等物。	5	环境适宜。	
	参与者准备	老人无明显躯体不适症状，能配合进行书法练习，老人对将要进行的操作已有初步了解。	5	参与者符合要求。	
操作过程		1. 主动向老人进行自我介绍，并简要说明本次来访的目的，介绍书法的作用。	10	对待老人积极、主动、热情，能激发老人对书法的兴趣。	

项目	内容	分值	评分要点	得分
操作过程	2. 结合老人意愿选择合适的时间段开展，尽量选择在老人休息充分、恢复精力后的时间里，为老人准备好书法所需物品。	5	时间选择合适。	
	3. 指导老人进行书法临摹或自由发挥，书写表达老人的美好愿望和寄语的字样或生活中的常用书写字。	20	指导耐心。	
	4. 书法练习结束后，积极与老人交流，与老人一起欣赏其书法作品，并适时给予赞美，增强老人的成就感。也可与老人一起探讨，与字帖相比较，其作品中的缺点与不足，有助于下次改进。交流时需注意老人的情绪状况。	20	态度良好，沟通方式恰当，注意老人情绪，能适时对老人进行鼓励、肯定。	
	5. 结束书法练习后，为老人提供温水，提醒老人用温水洗手。	5	能及时提供所需物品并提醒。	
	6. 与老人告别，必要时预约下一次活动时间。	5	挥手微笑告别。	
	7. 整理用物，保持环境整洁，对老人的反应进行评价，记录与老人交流的治疗收获，评价书法治疗效果，及时调整方案。	10	记录及时、准确，评价客观。	
综合评价	言行举止礼貌规范、应变能力强，关心病人，注意安全。	5		
总分				

（陈　俞）

本章参考文献：

[1] 万春.艺术疗法的形式及其作用机制探析[J].遵义师范学院学报，2011，13（3）：56-58.

[2] 孟沛欣 . 艺术疗法——超越言语的交流 [M]. 北京：化学工业出版社，2009.

[3] 布查尔特 . 艺术疗法实践方案 [M]. 孟沛欣，韩斌，译 . 北京：世界图书出版公司北京公司，2006.

[4] 山中康裕，饭森真喜雄，德田良仁 . 艺术疗法 [M]. 吉沅洪，黄正国，顾佩灵，等，译 . 南京：江苏教育出版社，2010.

[5] 刘婷 . 纸媒的复兴：成人涂色书出版现状及艺术疗法特色应用刍议 [J]. 图书馆，2016（6）：103-106.

[6] 孙玉巧，杜铠娜，李清敏，等 . 绘画艺术疗法在乳腺癌患者术后康复中的应用 [J]. 河北医药，2017，39（11）：1743-1745.

[7] 王宁，平雅，蔡佳佳，等 . 绘画艺术疗法在精神疾病治疗中的应用进展 [J]. 护理实践与研究，2017，14（1）.

[8] 母海艳，吕继辉，李沫，等 . 艺术行为治疗对阿尔茨海默病认知和精神行为症状的影响 [J]. 实用老年医学，2016（1）：78-80.

[9] 金环，熊莉娟，胡莉萍 . 积极艺术治疗对老年癌症患者生活质量的影响 [J]. 护理学杂志，2011（15）：67-69.

[10] 张宏强 . 老年精神科临床康复中的艺术行为治疗 [J]. 医学信息，2013（29）：211.

[11] 叶增杰，梁木子，武凤震，等 . 艺术疗法在肿瘤患儿中应用的研究 [J]. 现代临床护理，2017，16（8）：77-80.

[12] 王小丹，杨小丽，李红文 . 艺术疗法在阿尔茨海默病中的应用探讨 [J]. 当代护士，2016（11）：26-27.

[13] 刘德俊，蔡佳佳，王宁，等 . 艺术疗法对精神分裂症患者症状改善和功能恢复的系统评价 [J]. 河北医科大学学报，2017，38（5）：529-534.

第七章　游戏疗法

第一节　概　述

一、概念

游戏疗法是以脑的可塑性理论和脑功能重组理论为基础理念，以娱乐疗法为主干线的一套游戏活动。游戏治疗国际协会认为游戏治疗是经过训练的治疗师运用游戏的治疗性力量去协助个人预防或解决心理社会困境及得到最大的成长和发展。

二、作用

游戏疗法在人的认知活动、物理活动、社会交往、情绪情感方面发挥着积极作用，它具有缓解大脑老化，锻炼智能，增强运动控制能力，发挥主观能动性，增强社交能力，减轻孤独感和增加幸福感等作用。通过游戏活动还可满足参与者对娱乐及成就感的需求，从而激发其参与的积极性和注意力。

三、应用现状

游戏疗法最早用于儿童心理行为障碍的矫正，随着研究的深入，游戏疗法也用于精神和躯体疾病的辅助诊断和康复治疗，游戏治疗的适用人群也从儿童逐渐扩展至成年人和老年人。目前，游戏疗法在老年人群中主要应用于认知功能障碍、脑卒中及肿瘤患者。

研究发现，游戏疗法能较好改善老年痴呆患者的认知功能、主观幸福感，促进脑卒中患者的肢体功能康复，降低肿瘤患者的焦虑、抑郁情绪，提高其生活质量。此外，在对老年慢性精神分裂症患者的研究中发现，沙盘游戏对长期住院的老年慢性精神分裂症患者的心理功能、正性情感、人际交往能力和阴性症状均有较明显的改善作用。近年来，基于计算机技术及设备的不断更新发展，促进了虚拟现实技术、体感游戏等新型游戏的产生。这些游戏在老年人身心康复领域也有较多的应用，取得了较好的效果。但在应用时应注意控制和避免这些游戏可能带来的游戏依赖、成瘾，长期使用对视听觉的损害等二次伤害。

四、分类

心理学家比勒将游戏分为四类。第一类为机能性游戏，如手足的运动，着重于身体机能的发展；第二类为体验性游戏，通过虚构游戏和想象游戏来虚拟现实生活中不能实现的事；第三类为获得性游戏，是一种艺术性游戏，可使人的艺术能力得到发展，如表演；第四类为创造性游戏，如进行工艺品制作。游戏疗法可通过沙盘、感觉统合训练、视频游戏、传统游戏、虚拟现实技术等形式开展。本章节借鉴传统游戏干预方法，如益智类游戏、记忆类游戏、协调类游戏、精细类游戏等，设计了拼图游戏、套圈游戏、择豆游戏、折纸游戏、夹弹珠游戏五项操作，旨在提高老年人群尤其是老年痴呆患者的认知功能和主观幸福感，改善负性情绪及被动行为，减少语言激越行为和身体攻击及非攻击性行为，提高患者的记忆力和生活自理能力。

（汪丽琪）

第二节 拼图游戏

一、项目作用

1. 通过拼图游戏能刺激老年人（尤其是痴呆老人）的思维活动，缓解大脑老化，改善老年人的认知功能、记忆能力和专注力。

2. 拼图游戏需要肢体、脑、眼的共同配合，能锻炼老年人的动手、动脑及手眼协调能力。

3. 拼图游戏可作为对老年人的智力、认知能力进行评估的辅助手段。

二、操作前准备

1. 环境准备：环境宽敞明亮，有用于进行拼图操作的桌椅。

2. 用物准备：不同难度、大小适中、图案明确、色彩鲜艳的各类拼图。

3. 参与者准备：老人双手及上肢活动正常，视物较清楚，无明显躯体不适症状及不良情绪。

4. 自身准备：了解老人一般情况，熟悉拼图游戏方法，熟悉与老年人沟通的技巧。

三、操作步骤

1. 主动向老人进行自我介绍、问好。

2. 向老人简单介绍拼图游戏的主要内容，询问老人进行拼图游戏的意愿及兴趣，将愿意玩拼图游戏的老人扶至或推至事先布置好的桌旁。拼图方法：将若干个不同规则小块拼接成不同形状及场景，如各种动物、房子、花朵等。

3. 将事先准备好的拼图摆放在老人面前，让老人自行选择感兴趣的拼图进行拼接，对首次进行拼图游戏的老人尤其是老年痴呆患者应尽量准备简单的拼图。

4. 向老人仔细介绍拼图的方法，如有老人不清楚或不理解，可演示一遍拼图过程。

5. 老人在拼图过程中可能会遇到找不到相应的拼图卡片等困难，应根据老人的情况适时地给予帮助和鼓励。在拼图过程中也可向老人提问一些与拼图图案相关的问题，如"这是什么动物？""这是什么花？"或者"它是什么颜色的？"等，进行认知功能训练，协助改善认知功能障碍老人的认知能力。

6. 当老人完成一幅拼图后，应对老人进行鼓励和肯定，有助于老人获得自我满足感，增强老人的自信心，提高老人的学习积极性。

7. 询问老人的意愿决定是否继续完成其他拼图。对于愿意继续拼图的老人，可根据之前的拼图情况选择难度稍大的拼图让老人拼接。应注意拼图时间不宜过长，老人感到疲劳时应及时休息，眼睛感到疲劳时，可引导老人看向远方或闭上眼睛休息。

8. 拼图游戏结束时，和老人共同将拼图用物整理归位，与老人告别，并约定下次游戏时间。对老人特别喜爱的拼图，在条件许可的情况下也可将拼图送给老人以作纪念。

9. 操作者记录活动收获，评价活动效果，及时调整活动方案。

四、操作注意事项

1. 老年人视力减退，室内光线要充足，便于图形辨认。

2. 准备拼图材料时，应准备大小合适，图案清晰明确，难度不等的拼图。

3. 根据老人的能力选择难度适宜的拼图，应从难度简单的拼图玩起，逐步增加难度。

4. 操作者在为老人讲解游戏规则时要耐心、仔细，必要时亲自为老人示范游戏过程，让老人能清楚理解游戏过程，增加老人参与游戏的积极性。

5. 在拼接过程中可给予适当指导，在老人遇到困难时，应及时给予鼓励。

6. 应注意拼图时间不宜过长，老人感到疲劳时应及时休息。

五、操作流程及评分标准

项目		内容	分值	评分要点	得分
操作前准备	自身准备	了解老人一般情况，熟悉拼图游戏方法，熟悉与老年人沟通的技巧。	5	自身准备充分。	
	用物准备	不同难度、大小适中、图案明确、色彩鲜艳的各类拼图。	5	准备与老人能力水平相适宜的拼图。	
	环境准备	环境宽敞明亮，有用于进行拼图操作的桌椅。	5	环境符合要求。	
	参与者准备	老人双手及上肢活动正常，视物较清楚，无明显躯体不适症状及不良情绪。	5	参与者符合要求。	
操作过程		1. 主动向老人进行自我介绍、问好。	5	对待老人积极主动、热情。	
		2. 向老人简单介绍拼图游戏的主要内容。	5	介绍简单易懂。	
		3. 询问老人进行拼图游戏的意愿及兴趣，将愿意玩拼图游戏的老人扶至或推至事先布置好的桌旁。	5	征求老人同意，尊重老人意愿。	
		4. 将事先准备好的拼图摆放在老人面前，让老人自行选择感兴趣的拼图进行拼接。	10	能根据老人特点协助选择适宜的拼图。	
		5. 向老人仔细介绍拼图的方法，如有老人不清楚或不理解，可演示一遍拼图过程。	10	解释游戏方法时耐心细心。	
		6. 老人在拼图过程中可能会遇到找不到相应的拼图卡片等困难，应根据老人的情况适时地给予帮助和鼓励。在拼图过程中也可向老人提问一些与拼图图案相关的问题，进行认知功能训练，协助提高认知能力。	10	拼图过程中要亲切耐心，鼓励、支持老人。	
		7. 老人完成一幅拼图后，对老人进行鼓励和肯定。	5	能恰当地进行鼓励和肯定。	
		8. 询问老人的意愿决定是否继续完成其他拼图。对于愿意继续拼图的老人，可根据之前的拼图情况选择难度稍大的拼图让老人拼接。	10	尊重老人意愿，操作中注意老人的反应，避免老人过于疲劳。	

续 表

项目	内容	分值	评分要点	得分
操作过程	9.拼图游戏结束时,和老人共同将拼图用物整理归位,与老人告别,并约定下次游戏时间。对老人特别喜爱的拼图,在条件许可的情况下也可将拼图送给老人以作纪念。	10	用物整理完善,能恰当处理和应对各种情况。	
	10.记录活动收获,评价活动效果,及时调整活动方案。	5	记录及时、准确,评价客观。	
综合评价	言行举止礼貌规范,面带微笑,耐心细心,关心老人。	5		
总分				

（汪丽琪）

第三节　套圈游戏

一、项目作用

1. 套圈游戏可以锻炼老年人上肢功能，对偏瘫、帕金森病等老人的上肢功能障碍起到加速康复的作用。

2. 通过套圈游戏，增加老年人活动的兴趣，通过集体活动氛围的渲染，能减轻孤独感，改善负性情绪，促进与其他老人间的关系。

二、操作前准备

1. 环境准备：准备足够宽敞、明亮、安全、整洁、方便的空间（可选择草地和空地）。

2. 用物准备：套环和目标物（可网购专门的套圈玩具或用易拉罐、啤酒瓶、玩具、水果等代替目标物及铁丝环、竹圈代替套环）、粉笔、卷尺、若干桌椅和温开水等。

3. 参与者准备：老人双手及双上肢无严重障碍，视物较清楚，无明显躯体不适症状及不良情绪，能通过语言进行交流。老人对将要进行的游戏有初步了解，能接受并且配合操作者。

4. 自身准备：了解老人一般情况，熟悉套圈游戏的规则、注意事项及意义等，提前布置好游戏场地，熟悉与老年人沟通的技巧。

三、操作步骤

1. 布置游戏场地，可根据老人的情况确定套圈位置与目标物的距离，一般为 1 米。

2. 等待老人到来，主动向来访老人进行自我介绍、问好。

3. 向老人介绍套圈游戏的规则、意义及注意事项。套圈游戏规则：手持特定的套环，站在指定的位置，扔出去，套中特定的物品即可得分。

4. 询问老人进行套圈游戏的意愿及兴趣，将愿意参与游戏的老人扶至或推至游戏场地。该游戏若为多位老人共同参与，可以所有老人以套圈游戏点为中心围成圆形或半圆形坐下。

5. 将套环分发给每位参与游戏的老人，一般每人5—8个。

6. 再次向老人解释套圈游戏的方法，必要时演示操作过程。

7. 组织老人进行套圈游戏。当老人套中目标时应及时进行表扬，如"您很棒"，对没有套中目标物的老人进行鼓励，如"加油，下一个一定能套中"，增强老人的自信心和提高参与游戏的积极性。如果是团体游戏比赛，可以让老人先进行预热练习，等其基本熟练后再进行套圈比赛。随着老人熟练程度的增加，逐渐加大套圈位置与目标物的距离。游戏过程中如老人感到疲劳时，可让老人休息一段时间后再进行游戏。

8. 游戏完成后对所有老人进行肯定和鼓励，增加老人自信心和参与活动的兴趣。提醒老人回去后适当饮水，补充水分。

9. 询问老人是否愿意再次参与该游戏项目，与愿意继续的老人约定下次活动时间。

10. 与老人亲切告别，对需要帮助的老人协助其回到房间休息。

11. 整理用物，评价老人在游戏过程中的反应，记录活动收获，评价活动效果，及时调整活动方案。

四、操作注意事项

1. 保证环境安全，空间宽敞，地面平坦无障碍物，消除影响老人安全的不利因素。

2. 根据老人参与游戏的积极性、疲劳程度决定游戏时间，一般控制在40分钟内。

3. 套环重量不宜过重，套环能够套上目标物。如将目标物作为奖励时，要及时补给被套中的目标物。

4. 团体游戏时，如参与游戏人数过多，场地有限，可分批进行游戏。

5. 对于坐轮椅的老人要密切观察，保证老人的安全，防止老人为套圈向前过度倾斜而从轮椅掉落。

6. 对于有轻微手臂震颤、肌无力的老人，操作者要耐心辅导，给予特殊照顾，可适当缩短套圈位置与目标物的距离。

    7. 如需加大距离增加难度时，要逐渐增加，不可一蹴而就。

    8. 活动中对老人的表现要及时进行肯定和鼓励。

五、操作流程及评分标准

项目		内容	分值	评分要点	得分
操作前准备	自身准备	了解老人一般情况，熟悉套圈游戏的规则、注意事项及意义等，熟悉与老年人沟通的技巧。	5	自身准备充分。	
	用物准备	套环和目标物、粉笔、卷尺、若干桌椅和温开水。	5	用物准备完善。	
	环境准备	准备足够宽敞、明亮、安全、整洁、方便的空间。	5	环境符合要求。	
	参与者准备	老人双手及双上肢无严重障碍，视物较清楚，无明显躯体不适症状及不良情绪，能通过语言进行交流。	5	参与者符合要求。	
操作过程	1. 布置游戏场地，可根据老人的情况确定套圈位置与目标物的距离，一般为1米。		5	游戏场地布置符合需求。	
	2. 等待老人，主动向来访老人进行自我介绍，说明套圈游戏的规则、意义及注意事项。		10	对待老人积极、主动、热情，解释游戏规则时耐心细心。	
	3. 询问老人进行套圈游戏的意愿及兴趣，将愿意参与游戏的老人扶至或推至游戏场地。		10	征得老人的同意，充分尊重老人的意愿。	
	4. 将套环分发给每位参与游戏的老人。		5	快速、按序分发。	
	5. 组织老人进行套圈游戏。		20	能适时对老人进行鼓励和肯定，增强老人的自信心和提高参与游戏的积极性。游戏难度设置合理，创造良好游戏氛围。对轮椅、肌力下降等特殊老人能进行特殊处理。	

项目	内容	分值	评分要点	得分
	6. 游戏完成后对所有老人进行肯定和鼓励，增加老人自信心和参与活动的兴趣。提醒老人回去后适当饮水，补充水分。	10	表扬和鼓励时语气真诚，及时提醒老人饮水。	
	7. 询问老人是否愿意再次参与该游戏项目，与愿意继续的老人约定下次活动时间。	5	尊重老人意愿，主动约定活动时间。	
	8. 与老人微笑挥手告别，对需要帮助的老人协助其回到房间休息。	5	能亲切告别老人，适时提供帮助。	
	9. 整理用物，评价老人在游戏过程中的反应，记录活动收获，评价活动效果，及时调整活动方案。	5	用物整理完善，记录及时、准确，评价客观。	
综合评价	言行举止礼貌规范，面带微笑，耐心细心，关心老人。	5		
总分				

（陈镘镘）

第四节　择豆游戏

一、项目作用

1. 增加老年人手指的灵活性，提高老年人的专注力。

2. 增加老年人活动的兴趣，减轻孤独感，改善负性情绪，舒缓不安情绪。

3. 为老年人提供不同的感官刺激。

二、操作前准备

1. 自身准备：服装整洁，洗手，了解老人的一般情况，熟悉游戏方法。

2. 环境准备：选择一个明亮、宽敞、安静、安全、空气流通的房间或空地进行游戏。

3. 用物准备：不同种类的豆子，如黄豆、黑豆、蚕豆、腰豆等，根据老人情况选择种类和数量，并准备相应数量的盒子，在盒子上写上每个盒子对应的豆子名称或贴上相应豆子的图片。

4. 患者准备：老人无明显躯体不适及不良情绪，双手及上肢活动正常，能进行择豆游戏，衣着宽松、舒适。

三、操作步骤

1. 向老人问好并进行自我介绍，说明择豆游戏的方法。游戏方法：将不同种类的豆子进行分类，分别放入相应的盒子里。可以设置一定的场景，如我们今天要烧黄豆炖猪脚，可是我们不小心把黄豆和其他豆子混在一起了，需要你帮忙挑出来。

2. 指导老人在游戏前进行手指操练习，活跃手指功能。具体操作方法如下：

（1）吸气，双手用力握拳，握拳时将拇指握在掌心，用力吐气同时快速依次伸开小指、无名指、中指、食指和拇指，重复5—10次。

（2）举起双手，十指相扣于胸前，掌心向内，反转手腕，掌心用力向前，重复5—10次。

（3）两臂前伸，肩部放松，用力握拳，转动手腕5—10次，反方向转动手腕5—10次。

（4）双手放于身体两侧，放松全身。

3.请老人将混合在一起的豆子进行分类，分别放入相应的盒子里。也可让老人从混合的豆类中挑选出其中一种或几种豆子放入相应的盒子。

4.与老人交谈择豆游戏后的感想与体会，必要时与他们约定下次游戏时间，挥手与老人告别。

5.清理场所，整理物品，记录老人在游戏中的反应，必要时改进游戏方案。

四、操作注意事项

1.尽量选择具有不同颜色及形状较大的豆子，方便老人参与。

2.此项操作适宜在老年痴呆患者人群中实施，对于老年痴呆患者，可在活动开始前进行时间、地点等简单导向，如"今天的日子及天气，我们现在在哪里等"。对于老年痴呆患者应注意避免老人在游戏过程中将豆子放入口中进食。避免将老人分好的豆子在老人面前混在一起。

3.操作者在为老人讲解游戏规则时要耐心、仔细，必要时亲自为老人示范游戏过程，让每位老人都能清楚理解游戏过程，增加老人参与游戏的积极性。

4.在游戏过程中，组织者必要时要给予帮助和指导，无论老人做得如何，组织者都要给予表扬与鼓励，调动老人的积极性和参与兴趣。

五、操作流程及评分标准

项目		内容	分值	评分要点	得分
操作前准备	自身准备	服装整洁，洗手，了解老人一般情况，熟悉游戏方法。	5	自身准备充分。	
	用物准备	各种不同大小、颜色的豆类，相应数量的盒子。	5	能根据老人的能力和专注力持续时间确定豆子种类和数量。	

续　表

项目		内容	分值	评分要点	得分
操作前准备	环境准备	明亮、宽敞、安静、安全、空气流通的房间或空地。	5	环境安全。	
	老人准备	老人无明显躯体不适及不良情绪，双手及上肢活动正常，能进行择豆游戏，衣着宽松、舒适。	5	参与者符合要求。	
操作过程		1. 向老人问好并进行自我介绍。	10	态度温和、友善，对待老人热情。	
		2. 说明择豆游戏的方法，必要时为老人示范游戏过程。	10	耐心、仔细讲解游戏方法，让每位老人都能清楚理解游戏过程。	
		3. 指导老人在游戏前进行手指操练习。具体操作方法如下： （1）吸气，双手用力握拳，握拳时将拇指握在掌心，用力吐气同时快速依次伸开小指、无名指、中指、食指和拇指，重复5—10次。 （2）举起双手，十指相扣于胸前，掌心向内，反转手腕，掌心用力向前，重复5—10次。 （3）两臂前伸，肩部放松，用力握拳，转动手腕5—10次，反方向转动手腕5—10次。 （4）双手放于身体两侧，放松全身。	10	耐心、仔细指导，必要时能亲自为老人示范，让每位老人都能进行正确的热身练习。	
		4. 请老人将混合在一起的豆子进行分类，分别放入相应的盒子里。	20	活动过程中会适时鼓励、肯定老人。	
		5. 与老人交谈择豆游戏后的感想与体会，必要时与他们约定下次游戏时间，面带微笑挥手与老人告别。	10	肯定老人在择豆过程中的表现，尊重老人意愿，亲切告别。	
		6. 清理场所，整理物品，记录老人在游戏中的反应，必要时改进游戏方案。	10	及时、准确、客观地评价记录。	
综合评价		对待老人热情，言行举止礼貌，关心老人，应变能力强，注意老人安全。	10		
总分					

（汪丽琪）

第五节　折纸游戏

一、项目作用

1. 通过折纸游戏对艺术产生兴趣，经过动手操作、获得成果及奖励、作品展示等提高自信心和自尊心，从而增加正性情绪。

2. 折纸过程需要手、眼、脑共同协调完成，有助于提高老人的动手能力，改善认知功能，还可作为精神疾病老年人康复治疗的辅助手段，协助提高社会功能。

3. 通过折纸游戏完成的作品可作为装饰品摆放或礼物赠送给他人，从而增加老人的自我价值感。

4. 游戏过程可增加工作人员与老人、老人间互相交流，提高老人的沟通能力，也可增加彼此间的感情。

二、操作前准备

1. 环境准备：准备整洁、明亮、舒适的房间，内放置桌椅若干（本游戏可由单独或多个老人同时参加），房间内可播放轻柔的音乐，用以放松或者烘托气氛。

2. 用物准备：彩色卡纸（可购买折纸专用的纸或根据所教作品自行裁剪大小合适的纸，一般为 15cm×15cm）、铅笔及彩色画笔（用于点缀作品或辅助折纸）若干、直尺、线、胶水、剪刀等。

3. 参与者准备：老人双手及上肢活动正常，视物较清楚，无明显躯体不适症状及不良情绪，能通过语言进行交流。老人对将要进行的游戏有初步了解，能较好地适应并且配合操作者。

4. 自身准备：提前布置好环境，熟悉各类简单折纸作品的折叠方法及其寓意，熟悉与老年人沟通的技巧。

三、操作步骤

1. 主动向老人进行自我介绍、问好，简要说明本次来访的目的。

2. 向老人展示今天要学习的作品，并向老人介绍与折纸作品有关的美好动人故事，引起老人的参与兴趣。

3. 询问老人进行折纸游戏的意愿及兴趣，将愿意折纸的老人扶至或推至事先布置好的桌旁，为其发放折纸材料。

4. 向老人介绍具体折叠方法，必要时操作者可先示范一遍操作过程，让老人对折纸作品的完成过程有大致的了解。

5. 操作者耐心仔细地向老人逐步示范折叠步骤，每示范一个步骤应留有足够的时间让老人进行折纸，并观察老人的完成情况。折纸过程中，如有老人动手能力较差，操作者应对其进行指导和协助，要有耐心并及时进行鼓励，以免老人失去信心而放弃折纸。

6. 完成比较复杂的折纸作品时中间可让老人休息一会儿，喝点温开水。可引导老人看向远方或闭上眼睛休息，也可进行手指操练习，活动老人的手指，缓解手部疲劳，提高老人手指灵活性。当老人因为劳累或其他原因不想继续折纸游戏时，不能勉强老人，根据老人意愿协助其回房休息或坐在一旁看他人折纸。

7. 折纸作品完成后可鼓励老人充分发挥自己的创造力和想象力为作品进行装饰，如为千纸鹤画上眼睛、涂上漂亮的颜色等，也可带领老人来试一试完成的作品，如飞一飞纸飞机，吹一吹风车等，并在这个过程中结合作品寓意为老人送上美好祝福，或让老人自己许下心愿。

8. 对老人完成的作品给予肯定，增加其成就感。如多名老人同时进行游戏，可将老人的作品集中起来进行点评，对做得好的老人进行表扬，对做得较差的老人也要看到其在活动中的付出和努力并进行鼓励。

9. 游戏结束后，询问老人对折纸游戏的兴趣，如老人愿意继续折纸可与老人约定好下次见面的时间。最后，与老人亲切挥手告别。

10. 整理用物，记录本次活动收获，评价活动效果，及时调整活动方案。

四、操作注意事项

1. 室内光线充足，折纸的桌子面积适宜，以容纳一人或多人进行折纸而不拥挤为佳。可播放轻柔的音乐，音量大小适宜，既要能达到放松的目的又不影响交谈。

2. 用物准备要齐全，卡纸大小要适宜，危险物品如剪刀等要单独保存，等需要时再发放给老人，用完及时收回以免误伤老人。

3. 尊重老人的意愿，切忌强迫老人进行游戏。

4. 应根据老人的情况选择难度适宜的折纸作品，避免折纸作品难度过大，打击老人的自信心。在折纸过程中尽量让老人自己动手完成，对确实难以独立完成的部分可适时提供帮助，以免挫伤其折纸的积极性。

5. 对于动手能力较差的老人，指导和协助时需要更多的耐心并及时鼓励。对于较危险的步骤，如使用剪刀时，要密切观察保证老人的安全或协助老人完成。

6. 折纸时间不宜过长，中途可适当进行休息。

7. 折纸过程中及折纸完成后应对老人进行肯定和鼓励，提高老人继续进行折纸游戏的兴趣和信心。

8. 几种常见折纸作品的寓意：

（1）千纸鹤。

有一个传说，一天折一只纸鹤，坚持一千天，就可以给自己喜欢的人带来幸福。千纸鹤，代表对被赠予者的祝愿，每只千纸鹤承载一点祝愿，千只纸鹤最终成为一个愿望。千纸鹤可用于祝福患者早日康复，也可以祝福某事的成功而折叠千纸鹤。

（2）纸船。

纸船用来寄托相思，表达对未来美好生活的祝愿，也用来祭奠先人，寄托对亲人的缅怀之情，表达对幸福、平安的祈求。将纸船放入小河表示生病痊愈的人送走疾病灾祸，健康的人则是许愿祛除疾病灾祸，子孙幸福安康。

（3）纸飞机。

纸飞机象征着自由，将自己的梦想写在纸上，折成飞机放飞，那纸飞机将会带着你的梦想去远航，帮自己实现愿望和理想。纸飞机也承载着小时候的回忆和年少时的青春，也承载着满满的祝福。

（4）风车。

风车代表了喜庆和吉祥，老话说："风吹风车转，风吹幸福来。"风车是增强运气的代表，转动风车可以祈福一帆风顺，把所有的快乐、幸福和健康转进来，把所有的烦恼、痛苦和灾难都转走。

五、操作流程及评分标准

项目		内容	分值	评分要点	得分
操作前准备	自身准备	提前布置好环境，熟悉各类简单折纸作品的折叠方法及其寓意，熟悉与老年人沟通的技巧。	5	自身准备充分。	
	用物准备	彩色卡纸、铅笔及彩色画笔若干、直尺、线、胶水、剪刀等。	5	用物准备完善。	
	环境准备	整洁、明亮、舒适的房间，内放置桌椅若干，房间内可播放轻柔的音乐。	5	环境符合要求。	
	参与者准备	老人双手及上肢活动正常，视物较清楚，无明显躯体不适症状及不良情绪，能进行正常交流。	5	参与者符合要求。	
操作过程		1. 主动向老人进行自我介绍、问好，简要说明本次来访的目的。	5	对待老人积极、主动、热情、耐心。	
		2. 向老人展示今天要学习的作品，并向老人介绍与折纸作品有关的美好动人的故事，引起老人的参与兴趣。	5	介绍仔细。	
		3. 询问老人进行折纸游戏的意愿及兴趣，将愿意折纸的老人扶至或推至事先布置好的桌旁，为其发放折纸材料。	10	征求老人同意，尊重老人的意愿，提供必要的帮助。	
		4. 向老人介绍具体折叠方法，必要时操作者可先示范一遍操作过程。	10	讲解时语言要通俗易懂，便于理解。	

续　表

项目	内容	分值	评分要点	得分
操作过程	5.操作者耐心仔细地向老人示范折叠步骤，每示范一步后操作者停顿一段时间，观察老人的完成情况，留有足够的时间让老人进行折纸。折纸过程中，对动手能力较差的老人进行耐心指导和协助，及时鼓励。	20	教学过程速度控制合适，指导耐心，注意安全。	
	6.折纸完成后鼓励老人充分发挥自己的创造力和想象力，为作品进行装饰或带领老人来试一试完成的作品，在这过程中结合作品寓意为老人送上美好祝福，或让老人自己许下心愿。	5	给予自由，让老人尽情发挥。	
	7.对老人完成的作品给予肯定，增加其成就感。	5	真诚鼓励及肯定。	
	8.游戏结束后，询问老人对折纸游戏的兴趣，与愿意继续折纸的老人约定下次见面时间。与老人挥手告别。	5	尊重老人意愿，亲切告别。	
	9.整理用物，记录本次活动收获，评价活动效果，及时调整活动方案。	10	用物整理完善，记录及时、准确，评价客观。	
综合评价	言行举止礼貌规范、应变能力强，关心老人，注意安全。	5		
总分				

（汪丽琪）

第六节　夹弹珠游戏

一、项目作用

1. 增加老人手指的灵活性，提高对筷子的使用能力，有利于集中注意力。

2. 增加老年人活动的兴趣，通过集体活动氛围的渲染，能减轻孤独感，改善负性情绪，促进与其他老人间的关系。

二、操作前准备

1. 自身准备：了解老人一般情况，熟悉游戏规则，提前布置好游戏场景。

2. 环境准备：选择一个明亮、宽敞、安静、安全、空气流通的房间或空地进行游戏。

3. 用物准备：足够多的弹珠、高矮适中的桌子、筷子、盛放弹珠的盆（每人两个：大盆盛满弹珠，小盆为空盆）、计时器。

4. 参与者准备：老人无明显躯体不适及不良情绪，双手及上肢活动正常，能进行夹弹珠游戏，衣着宽松、舒适，方便运动。

三、操作步骤

1. 主动向老人进行自我介绍、问好。

2. 简要说明本次来访的目的，询问老人参与游戏的意愿，将愿意参与游戏的老人带领至活动场地。

3. 向参与游戏的老人说明夹弹珠游戏的规则、意义及注意事项。游戏规则：在规定时间内使用筷子将弹珠从大盆夹到小盆中，最后以小盆里弹珠数量最多者为胜。必要时操作者进行示范。

4. 指导老人在游戏前进行手指操练习，活跃手指功能。具体操作方法如下：

（1）吸气，双手用力握拳，握拳时将拇指握在掌心，用力吐气同时快速依次伸开小指、无名指、中指、食指和拇指，重复5—10次。

（2)举起双手，十指相扣于胸前，掌心向内，反转手腕，掌心用力向前，重复5—10次。

（3）两臂前伸，肩部放松，用力握拳，转动手腕5—10次，反方向转动手腕5—10次。

（4）双手放于身体两侧，放松全身。

5.让老人依次有序地到指定箱子抽签，不方便行走的老人也可由他人代抽。

6.组织者将参与比赛的老人按抽签顺序带领到对应的桌子前进行准备，对行走有困难或坐轮椅的病人由组织者或照顾者搀扶或者推到相应的桌子前进行准备。

7.比赛过程中，组织者可在旁边对老人进行指导，加油鼓励，注意老人在游戏中的安全，防止老人受伤等。

8.比赛结束，操作者为获胜者发奖并表示庆贺，为每位参加比赛的老人发放参与奖并对其进行鼓励。

9.与老人交谈游戏后的感想与体会。

10.对参与游戏的老人表示感谢，并与他们约定下次游戏时间，挥手与老人告别。

11.清理活动场所，整理活动物品，记录与老人活动的收获，必要时改进活动方案。

四、操作注意事项

1.根据老人的情况选择大小适宜的弹珠。

2.确认游戏环境安全，游戏开始前，进行放松训练，避免游戏过程中的损伤。

3.操作者在为老人讲解游戏规则时要耐心、仔细，必要时亲自为老人示范游戏过程，让每位老人都能清楚理解游戏过程，增加老人参与游戏的积极性。

4.在游戏过程中，组织者必要时要给予帮助和指导，无论老人夹到多少，组织者都要给予表扬与鼓励，调动老人的积极性和参与兴趣。

五、操作流程及评分标准

项目		内容	分值	评分要点	得分
操作前准备	自身准备	了解老人一般情况，熟悉游戏规则，提前布置好游戏场景。	5	自身准备充分。	
	用物准备	弹珠、桌子、盆、筷子、计时器。	5	选择的弹珠大小适宜老人，桌子高度适中，其他用物齐全。	
	环境准备	明亮、宽敞、安静、安全、空气流通的房间或空地。	5	环境符合要求。	
	老人准备	老人无明显躯体不适及不良情绪，双手及上肢活动正常，能进行夹弹珠游戏，衣着宽松、舒适，方便运动。	5	参与者符合要求。	
操作过程		1. 向老人们问好并进行自我介绍。	5	态度温和、友善，对待老人热情。	
		2. 介绍本次来访目的，询问老人参与活动的意愿。	5	尊重老人意愿。	
		3. 介绍游戏规则：在规定时间内使用筷子将弹珠从大盆夹到小盆中，最后以小盆里弹珠数量最多者为胜。	5	讲解游戏规则时要耐心、仔细，介绍简单易懂。	
		4. 指导老人在游戏前进行手指操练习，活跃手指功能。具体操作方法如下： （1）吸气，双手用力握拳，握拳时将拇指握在掌心，用力吐气同时快速依次伸开小指、无名指、中指、食指和拇指，重复5—10次。 （2）举起双手，十指相扣于胸前，掌心向内，反转手腕，掌心用力向前，重复5—10次。 （3）两臂前伸，肩部放松，用力握拳，转动手腕5—10次，反方向转动手腕5—10次。 （4）双手放于身体两侧，放松全身。	10	指导时应耐心、仔细，必要时亲自为老人示范，让每位老人都能进行正确的热身练习。	

续 表

项目	内容	分值	评分要点	得分
操作过程	5. 让老人依次有序地到指定箱子抽签。	5	活动现场秩序好，安排灵活。	
	6. 将参与比赛的老人按抽签顺序带领到对应的桌子前进行准备。	5	合理安置老人。	
	7. 组织进行游戏。	20	能注意老人在游戏中的安全、老人在游戏过程中的反应，并适时给予鼓励、肯定。	
	8. 比赛结束，操作者为获胜者发奖并鼓掌庆贺，为其他参赛老人发放参与奖并对其进行鼓励。	5	面带微笑，能以握手、拥抱等恰当方式表示祝贺。真诚鼓励及肯定。	
	9. 与老人谈谈游戏后的感想与体会。	5	开放式提问，注意观察老人的反应。	
	10. 感谢每位参与游戏的老人，并根据老人意愿与他们约定下次游戏时间，挥手告别。	5	尊重老人意愿，亲切告别。	
	11. 清理游戏场所，整理游戏物品，记录与老人游戏的收获。	5	用物整理完善，记录及时、准确，评价客观。	
综合评价	对待老人热情，言行举止礼貌，关心老人，应变能力强，注意老人安全。	5		
总分				

（陈婷婷）

本章参考文献：

[1] 陈翠芳. 游戏疗法对轻度老年痴呆患者认知功能及主观幸福感的改善效果 [J]. 现代中西医结合杂志，2012，21（3）：260–261.

[2] 李小雪，李冬梅.休闲疗法在痴呆症精神行为症状干预中的研究现状 [J].中华护理杂志，2013，48（3）：284–286.

[3] 夏艳丽，庄妍，靳春艳.游戏疗法对早期血管性痴呆患者预后的影响 [J].当代护士，2015（7）：25–26.

[4] 杨延砚，黄东锋.游戏的临床应用 [J].中国康复医学杂志，2003，18（11）：699–702.

[5] 张露莹，彭伟，吴斌.西安市社区老年人记忆障碍的干预研究 [J].海南医学院学报，2012，18（10）.

[6] 刘彬，韶红，黄丽娟，等.预防社区人群老年性痴呆健康教育的方法探讨 [J].护理学报，2007，14（5）：81–83.

[7] 谢惠敏.56 例老年痴呆患者的护理 [J].中国实用神经疾病杂志，2015（17）：129–130.

[8] 林秋兰，张长杰，吴君，等.作业疗法对脑卒中偏瘫患者上肢功能的影响 [J].中国康复医学杂志，2007，22（5）：444–445.

[9] 陈秀春，禹海航.折纸疗法对抑郁患者治疗效果研究 [J].医疗管理论坛，2014（5）：33–35.

[10] 孟繁兴，梁纪文，金香兰.老年性痴呆的生活调摄与智能训练 [J].中国临床医生，2010，38（8）：21–23.

[11] 冯晓敏.社区护理在改善老年认知功能障碍中的研究进展 [J].管理观察，2015（2）：44–46.

[12] 陈秀春.手工折纸对提高精神分裂症患者社会技能的研究 [J].护理与康复，2005，4（3）：163–165.

[13] 郑佳映，陈雪萍.游戏在老年痴呆患者康复护理中的应用现状 [J].护理学杂志，2016，31（15）：100–103.

[14] 陈梅，付丛会，崔燕萍，等.游戏疗法对老年脑卒中认知功能及情绪障碍的影响 [J].中国康复，2017，32（5）：394–396.

[15] 赵莉，陈红娜，王群丽.沙盘游戏为主导的心理干预对老年肿瘤晚期患者护理效果分析 [J].中国老年保健医学，2018，16（2）：98–99.

[16] 郑佳映，陈雪萍.体感互动游戏在老年痴呆患者中的应用研究 [J].护理学杂志，2018，33（9）:5–9.

[17] 闫宏锋，姜珺，甄文凤.团体沙盘游戏疗法对长期住院的老年慢性精神分裂症患者生活质量的影响和阴性症状改善的研究 [J].山西医药杂志，2018，47（9）：975-979.

[18] 纪翔，饶培伦.体感游戏在中国老年人康复领域的研究进展 [J].中国康复医学杂志，2016，31（9）：1036-1039.

[19] 陈妞，陆萍静，陈雪梅，等.虚拟现实技术在老年痴呆患者认知功能训练中的研究进展 [J].护理学杂志，2017，32（3）：106-109.

附录一　常用老年人心理评定量表

焦虑自评量表

焦虑自评量表(Self — rating Anxiety Scale, SAS)由 Zung 于 1971 年编制。SAS 可以反映焦虑的严重程度,用于评定焦虑病人的主观感受。

评定方法:

SAS 共 20 个项目,每个项目有 4 级评分,其标准为:1 分表示没有或很少时间有;2 分表示少部分时间有;3 分表示相当多时间有;4 分表示绝大部分时间或全部时间有。评定的时间范围,应强调是"现在或过去一周"。评分标准为 1、2、3、4 分。SAS 的主要统计指标为总分。在自评者评定结束后,将 20 个项目的得分相加,即得粗分。粗分乘以 1.25 以后取整数部分为标准分。分数越高,说明症状越严重,标准分低于 50 分为正常,50—60 分为轻度焦虑,61—70 分为中度焦虑,70 分以上为重度焦虑。SAS 量表内容如表 1 所示。

表 1　焦虑自评量表（SAS）

	没有或很少时间	少部分时间	相当多时间	绝大部分时间
1. 我觉得比平常容易紧张或着急				
2. 我无缘无故地感到害怕				
3. 我容易心烦意乱				
4. 我觉得我可能要发疯				
5. 我觉得可能会发生什么不幸				

续 表

	没有或很少时间	少部分时间	相当多时间	绝大部分时间
6. 我手脚发抖、打颤				
7. 我因为头痛、颈痛和背痛而苦恼				
8. 我觉得容易疲乏				
9. 我觉得坐立不安				
10. 我觉得心跳加快				
11. 我因为一阵阵头晕而苦恼				
12. 我有晕倒发作或觉得要晕倒似的				
13. 我感到呼吸困难				
14. 我的手脚麻木或刺痛				
15. 我因为胃痛和消化不良而苦恼				
16. 我常常要小便				
17. 我的手脚常常出汗				
18. 我脸红发热				
19. 我睡眠较差				
20. 我做噩梦				

（汪丽琪）

抑郁自评量表

抑郁自评量表（Selfrating Depression Scale，SDS）能直观地反映抑郁患者的主观感受及在治疗中的变化。适用于有抑郁症状的成年人，对严重迟缓症状的抑郁、文化程度较低或智力水平稍差的人使用效果不佳。

评定方法：

SDS 共包含 20 个项目，按症状出现的频度分 4 级评分：没有或很少时间、小部分时间、相当多时间、绝大部分或全部时间。若为正向评分题，依次评为粗分 1、2、3、4 分，反向评分题则评分为 4、3、2、1 分。把 20 项中的各项分数相加，即得到总粗分，用粗分乘以 1.25 后，取其整数部分，就得到标准总分。按照中国常模结果，SDS 标准分的分界值为 53 分，其中 53—62 分为轻度抑郁，63—72 分为中度抑郁，73 分以上为重度抑郁。

由评定对象自行填写，在自评者评定以前，需把整个量表的填写方法及每条问题的含义都弄明白，然后做出独立的、不受任何人影响的自我评定。评定的时间范围是自评者过去一周的实际感觉。SDS 量表内容如表 2 所示。

表 2　抑郁自评量表（SDS）

	没有或很少时间	小部分时间	相当多时间	绝大部分时间	评定
1. 我觉得闷闷不乐。					
2. 我觉得一天之中早晨最差。					
3. 我一阵阵哭出来，或觉得想哭。					
4. 我晚上睡眠不好。					
5. 我吃的较平常明显减少。					

续　表

	没有或很少时间	小部分时间	相当多时间	绝大部分时间	评定
6. 我与异性密切接触时和以往不一样，感觉没意思。					
7. 我发觉我的体重在下降。					
8. 我有便秘的苦恼。					
9. 我心跳比平时快。					
10. 我无缘无故地感到疲劳。					
11. 我的头脑跟平常不一样，感到不清晰。					
12. 我觉得经常做的事情很困难。					
13. 我觉得不安而平静不下来。					
14. 我对将来不抱有希望。					
15. 我比平常容易生气激动。					
16. 我觉得做出决定是件困难的事情。					
17. 我觉得自己是个无用的人，没人需要我。					
18. 我的生活过得没意思。					
19. 我认为如果我死了别人会生活得好一些。					
20. 我对许多事情感到无兴趣。					

（汪丽琪）

抑郁状态问卷

抑郁状态问卷（Depression Status Invetory，DSI）由 Zung 于 1972 年增编的检查者用本，改自评为他评，由他人为受测者的抑郁状态进行评定。如受测者文化程度较低或智力水平较差等不能进行自评时，通常使用 DSI 进行他评。

评分方法：

DSI 评定时间跨度为最近一周。评分不受年龄、性别、经济状况等因素影响。DSI 由 20 个陈述句和相应问题条目组成，每一条目相当于一个相关症状，按 1—4 级评分。20 个条目中有 10 项是用正性词陈述的，为反序计分，其余 10 项用负性词陈述，按上述 1—4 级顺序评分。根据结果计算抑郁严重度指数。抑郁严重度指数按以下公式计算：抑郁严重度指数 = 各条目累计分 /80（总分）。指数范围为 0.25—1.0，指数越高，抑郁程度越重，一般认为指数在 0.50 以下者无抑郁；0.50—0.59 之间为轻微至轻度抑郁；0.60—0.69 之间为中至重度抑郁；0.70 以上为重度抑郁。DIS 量表内容如表 3 所示。

表3　抑郁状态问卷（DIS）

	偶有	有时	经常	持续
1. 你感到情绪沮丧，郁闷吗？	1	2	3	4
2. 你要哭或想哭吗？	1	2	3	4
3. 你感到早晨心情最好吗？	4	3	2	1
4. 你夜间睡眠不好吗？经常早醒吗？	1	2	3	4
5. 你吃饭像平时一样多吗？食欲如何？	4	3	2	1
6. 你感到体重减轻了吗？	1	2	3	4

	偶有	有时	经常	持续
7. 你性功能正常吗？乐意注意具有吸引力的异性，并和他/她在一起说话吗？	4	3	2	1
8. 你为便秘烦恼吗？	1	2	3	4
9. 你的心跳比平时快吗？	1	2	3	4
10. 你无故感到疲劳吗？	1	2	3	4
11. 你坐立不安，难以保持平静吗？	1	2	3	4
12. 你做事情比平时慢吗？	1	2	3	4
13. 你的头脑像往常一样清楚吗？	4	3	2	1
14. 你感到生活很空虚吗？	1	2	3	4
15. 你对未来感到有希望吗？	4	3	2	1
16. 你觉得决定什么事情很容易吗？	4	3	2	1
17. 你比平时更容易激怒吗？	1	2	3	4
18. 你仍旧喜欢自己平时喜欢的事情吗？	4	3	2	1
19. 你感到自己是有用的和不可缺少的人吗？	4	3	2	1
20. 你曾经想到过自杀吗？	1	2	3	4

（汪丽琪）

老年临床评定量表

老年临床评定量表（Sandoz Clinical Assessment Geriatric，SCAG），可用于评定老年精神疾病患者治疗前后的变化，适合于所有老年精神疾病患者。

评定方法：

SCAG 共 19 个项目，分 7 级评分，分别为：①无；②很轻；③轻；④中；⑤偏重；⑥重；⑦极重。量表规定了各项条目的定义和评定依据。

1. 情绪抑郁。指沮丧、悲观、无能为力、绝望、疑病、被家庭和亲友弃之不顾感、早醒等。按病人主诉、态度和行为评定。

2. 意识模糊。指对环境、人物和时间的关系不确切，思维缓慢，理解、铭记和操作困难，思维不连贯。按病人在检查时的反应和行为及上次检查后医疗档案中的意识模糊发作情况评定。

3. 警觉性。指注意和集中困难，反应性差。按检查所得评定。

4. 始动性。对开始或完成工作任务、日常活动甚至是个人必需的事，缺乏自发性兴趣。按观察评定。

5. 易激惹。心神不宁、易怒、易受挫折，对应激或挑战情景耐受性差。按检查时的一般态度和反应评估。

6. 敌对性。攻击性言语、憎恶、怨恨、易争吵、攻击行为。按检查印象及观察到的病人对他人的态度和行为评定。

7. 干扰他人。频繁地不必要地要求指导和帮助，打扰他人。根据检查及平时的行为评定。

8. 不关心环境，对日常事情、以往关注的娱乐或环境（如新闻、电视、冷热、噪声等）缺乏兴趣。按检查时的诉说和平时行为观察评定。

9. 社交能力减退。与他人关系差、不友好，对社交活动和交流性娱乐活动态度消极，孤单离群。按平时观察而不按病人诉说评定。

10. 疲乏。懒散、无精打采、萎靡不振和倦息乏力。按病人诉说及日常观察评定。

11. 不合作。不服从指导、不能按要求参加活动。即使参加也是心怀不满、怨恨或不考虑他人。按检查和平时观察评定。

12. 情绪不稳。指情感反应的不持久和不确切，如易哭、易笑、易对非激发性情景产生明显的正负反应。按观察评定。

13. 生活自理能力。指照料个人卫生、修饰、梳洗、进食的能力减退。不按病人自述，而按观察结果评定。

14. 食欲。不愿进食，进食减少，挑食或偏食，体重减轻，需补充额外饮食。按其进食行为是否需要鼓励及体重变化评定。

15. 头昏。包括真正的眩晕、不明确的失去平衡或失去运动能力、头部的非头痛性主观感觉（如头晕）。结合体检和主诉评定。

16. 焦虑。担忧、忧虑、对目前和未来过分关注、害怕，以及某些功能性主诉，如头痛、口干等。按其主观体验及体检时发现的颤抖、叹息、多汗等体征评定。

17. 近记忆缺损。记不起来新近发生的、对病人具有一定重要性的事件或经历，如亲人访视、进食内容、环境明显变化和个人活动。按一套规定问题询问并评定。

18. 定向障碍。地点、时间定向差，错认，甚至搞不清自己是谁。仅按检查所得评定。

19. 总体印象。综合检查、观察及全部临床资料，评定病人的生理和心理功能状况。

统计指标包括总分和单项分，其中最重要的是总分，该量表作者未提供分界值。评定应由熟悉病人情况、经过训练的精神科医师进行。评定依据包括精神检查、病史记录及其他有关资料。SCAG量表的内容如表4所示。

表4 老年临床评定量表（SCAG）

	无	很轻	轻	中	偏重	重	极重
1. 情绪抑郁	1	2	3	4	5	6	7
2. 意识模糊	1	2	3	4	5	6	7

续　表

	无	很轻	轻	中	偏重	重	极重
3. 警觉性	1	2	3	4	5	6	7
4. 始动性	1	2	3	4	5	6	7
5. 易激惹	1	2	3	4	5	6	7
6. 敌对性	1	2	3	4	5	6	7
7. 干扰他人	1	2	3	4	5	6	7
8. 不关心环境	1	2	3	4	5	6	7
9. 社交能力减退	1	2	3	4	5	6	7
10. 疲乏	1	2	3	4	5	6	7
11. 不合作	1	2	3	4	5	6	7
12. 情绪不稳	1	2	3	4	5	6	7
13. 生活自理	1	2	3	4	5	6	7
14. 食欲	1	2	3	4	5	6	7
15. 头昏	1	2	3	4	5	6	7
16. 焦虑	1	2	3	4	5	6	7
17. 近记忆缺损	1	2	3	4	5	6	7
18. 定向障碍	1	2	3	4	5	6	7
19. 总体印象	1	2	3	4	5	6	7

（汪丽琪）

简易智力状态检查量表

简易智力状态检查量表（MMSE）是痴呆筛查的常用量表。

评定方法：

该量表共有30题，分别测试被试者的定向、记忆、回忆、注意、计算、阅读、理解、书写等能力，每项回答正确得1分，回答错误或不知道得0分，量表总分为30分。测验成绩与文化水平密切相关，划分痴呆标准：文盲（未受教育）≤17分；小学程度（受教育年限≤6年）≤20分；中学（包括中专）≤22分；大学（包括大专）程度≤23分。

测试时应注意：①日期和星期差一天算正确。②"3"即刻回忆只许主试者讲1遍，不要求受试者按物品次序回答；为第5题"回忆"做准备，可让受试者重复学习最多5次。③"4"不能用笔算，若1项算错，则扣该项的分；若后1项正确，则该项得分。④"7"只许说一遍，只有正确、咬字清楚才计1分。⑤"8"操作要求次序正确。⑥"10"句子必须有主语、谓语，且有意义。⑦"11"只有绘出2个五边形的图案，交叉处形成1个小四边形，才算对，计1分。

评估时应直接向被试者询问，并根据被试者的实际表现和回答结果进行选择，在评估时应避免他人干扰。老年人的听力、视力及情绪等可以影响结果，注意避免。MMSE量表的内容如表5所示。

表5 简易智力状态检查量表（MMSE）

	条目	正确	错误	日期/得分		
	今年是哪一年	1	0			
	现在是什么季节	1	0			
1. 时间定向力	现在是几月份	1	0			
	今天是几号	1	0			
	今天是星期几	1	0			

	条目	正确	错误	日期 / 得分				
2. 地点定向力	我们现在在哪个城市	1	0					
	哪个区	1	0					
	什么街	1	0					
	什么医院 / 社区	1	0					
	这里是第几层楼	1	0					
3. 记忆力	仔细听，我告诉你3件东西的名称，我说完后请你重复一遍这3件东西是什么。"树""钟""汽车"							
	树	1	0					
	钟	1	0					
	汽车	1	0					
4. 注意力计算力	请你算一算，100-7，然后所得的数目再减去7，连续5次（若错了，但下一个答案是对的，那么只记一次错误）							
	100-7=	1	0					
	93-7=	1	0					
	86-7=	1	0					
	79-7=	1	0					
	72-7=	1	0					
5. 回忆力	现在请你说出刚才我让你记住的是哪3件东西							
	树	1	0					
	钟	1	0					
	汽车	1	0					
6. 命名	（出示手表）请问这是什么？	1	0					
	（出示铅笔）请问这是什么？	1	0					
7. 语言重复	请你跟我说"四十四只石狮子"	1	0					

续　表

	条目	正确	错误	日期／得分		
8. 理解力	检查者给受试者1张卡片（上写着"请闭上你的眼睛"），请你念一念这一句话，并按上面的意思去做	1	0			
9. 阅读	我给你一张纸，请你按我说的去做					
	现在开始用右手拿着这张纸	1	0			
	用两只手把它对折起来	1	0			
	放在你的左腿上	1	0			
10. 写	请你写一个完整的句子（句子必须有主语、动词、有意义）	1	0			
11. 画画	请你照着这个样子把它画下来	1	0			
	合计					

（汪丽琪）

附录二　基本信息记录表

基本信息记录表

序号	姓名	性别	年龄	受教育程度	既往职业	婚姻状况	子女情况	身体状况	其他

　　在开展活动前，我们要对老人的基本情况有一定了解，需要收集老人的一些基本信息，包括姓名、性别、年龄、受教育程度、既往职业、婚姻状况、子女情况、身体状况等基本信息，对开展团体治疗的患者，我们可以将信息以表格形式罗列，方便及时查看。

活动表现及反馈记录表

姓名	参与度			交流情况			情绪反应			喜欢程度			其他
	高	中	低	好	一般	很少或没有	低落	一般	愉快	喜欢	一般	不喜欢	

　　活动结束后，我们应及时对老人在活动中的表现及活动后的反馈进行记录，以便后续活动的计划与调整。

（汪丽琪）